SUR

LA TOPOGRAPHIE CRANIO-CÉRÉBRALE

OU

SUR LES RAPPORTS ANATOMIQUES

DU CRANE ET DU CERVEAU

PAR

PAUL BROCA

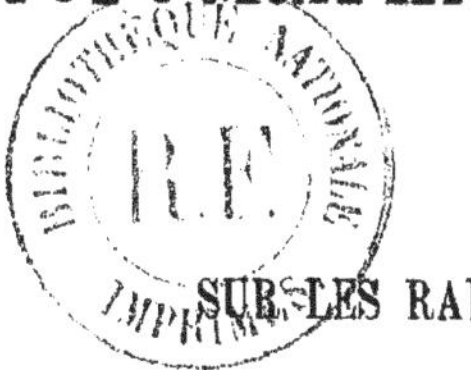

(EXTRAIT DE LA REVUE D'ANTHROPOLOGIE 1876. T. V, nᵒ 2.)

PARIS

ERNEST LEROUX, ÉDITEUR

LIBRAIRE DE LA SOCIÉTÉ ASIATIQUE DE PARIS, DE L'ÉCOLE DES LANGUES ORIENTALES VIVANTES
ET DES SOCIÉTÉS DE CALCUTTA
DE NEW-HAVEN (ÉTATS-UNIS), DE SHANGHAI (CHINE)
28, RUE BONAPARTE, 28
—
1876

SUR

LA TOPOGRAPHIE CRANIO–CÉRÉBRALE

ou

SUR LES RAPPORTS ANATOMIQUES DU CRANE ET DU CERVEAU

§ 1. HISTORIQUE DE LA QUESTION. — EXPOSÉ DES PROCÉDÉS.

L'étude de la topographie cranio-cérébrale intéresse à la fois les anthropologistes et les physiologistes, les médecins et les chirurgiens, et il est permis de s'étonner du peu d'attention qu'on lui a accordé jusqu'ici. Il semble que c'est sur cette base que Gall et Spurzheim auraient dû faire reposer tout leur édifice, car ce n'est pas dans les bosses du crâne, c'est dans les organes cérébraux subjacents qu'ils se proposaient de localiser les facultés. On ne conçoit donc pas qu'ils ne se soient jamais demandé quelles étaient exactement les parties du cerveau recouvertes respectivement par les nombreux districts de leurs cartes phrénologiques. Cette lacune fondamentale fut la cause principale de l'impuissance de l'école phrénologique, car un système physiologique qui ne repose pas sur des déterminations anatomiques précises ne peut résister à la critique.

Aujourd'hui la question des localisations cérébrales, remise à l'ordre du jour par la découverte du siége de la faculté du langage, se développe sous une forme plus scientifique. Ce n'est plus sur le crâne, c'est sur le cerveau même que l'on cherche à établir les circonscriptions. Ces circonvolutions compliquées, qui firent si longtemps le désespoir des anatomistes, et que l'on croyait aussi désordonnées que celles de l'intestin grêle, on sait maintenant qu'elles sont soumises à une répartition régulière, qu'au point de vue de leur nombre, de leurs rapports, de leurs connexions, de leurs vaisseaux, elles présentent une fixité égale à celle des autres organes, supérieure même à celle de beaucoup d'organes, et qu'elles constituent plusieurs groupes, plusieurs lobes distincts, séparés par des scissures constantes. Nombreux sont les anatomistes qui, depuis Rolando, ont contribué à élucider cette question importante. Mais il en est un qui prime tous les autres : c'est Gratiolet. D'autres avant lui, Leuret surtout, dont il acheva l'ouvrage, avaient interrogé l'anatomie comparée ; mais ce fut lui qui, le premier, s'attachant surtout à l'ordre des primates, suivant de bas en haut, dans toute la série des singes, l'évolution des plis cérébraux, et s'élevant de là jusqu'à l'homme, débrouilla définitivement le chaos des circonvolutions humaines. Les recherches ultérieures ont permis de compléter quelques-unes de ses déterminations, mais ont confirmé de plus en plus la division générale qu'il a établie. Tout le monde sait qu'il a ramené à cinq groupes, formant autant de lobes, toutes les circonvolutions de l'hémisphère, savoir : l e *lobe central* ou l'insula de Reil, caché dans le fond de la scissure de Sylvius ; le lobe *temporo-sphénoïdal*, situé au-dessous de cette scissure ; puis, au-dessus d'elle, le *lobe frontal* et le *lobe pariétal*, séparés l'un de l'autre par la scissure de Rolando ; et enfin, en arrière, le *lobe occipital*, séparé du pariétal et du temporo-sphénoïdal, en dedans par la scissure occipitale interne, en dehors par la scissure occipitale externe (1).

(1) M. Bischoff dit, à la page 5 de son mémoire sur les circonvolutions (*Die Grosshirnwindungen des Menschen*, Munich, 1868, in-4°), que Gratiolet a admis dans chaque hémisphère *les cinq lobes habituels* (*die gewœhnlichen fünf Lappen*) ; et il ajoute, p. 18, que Gratiolet a *conservé la division habituelle* (*die gewœhnliche Eintheilung beibehalten*). Il est assez étrange de qualifier cette division d'habituelle, dans un chapitre historique d'où il résulte que si Arnold, avant Gratiolet, avait admis cinq lobes dans l'hémisphère, d'Arnold (1838) à Gratiolet (1854-1857) personne ne les avait acceptés. Quant aux cinq lobes d'Arnold, si l'on en excepte le lobe central de l'insula, ils diffèrent entièrement de ceux de Gratiolet ; les seules lignes de démarcation qu'Arnold ait reconnues sur le cerveau sont la scissure de Sylvius et la scissure occipitale interne, déjà connues depuis longtemps ; ses autres délimitations ne sont pas anatomiques, mais seulement topographiques ; il ne connaît ni la scissure occipitale externe, ni la scissure de Rolando ; le lobe temporal, pour lui, n'est pas distinct du lobe occipital, dont il n'est qu'un prolongement ; son lobe frontal n'est que la partie de l'hémisphère qui surplombe la voûte orbitaire, et ne forme pas même la moitié du lobe frontal de Gratiolet. Au surplus, si l'on veut s'assurer qu'Arnold, en 1838, ne pouvait songer à établir des divisions méthodiques, il suffira de lire dans son traité d'anatomie publié en 1851 (t. II, p. 730) le passage où il déclare qu'il ne connaît aucune règle, ni pour la direction des circonvolutions primaires ni pour leurs subdivisions. Les déterminations faites par Gratiolet étaient donc tout à fait originales. Personne avant lui n'avait fait reposer *exclusivement* la distinction des lobes des hémisphères sur l'étude des

Les trois lobes frontal, pariétal et occipital, qui se succèdent d'avant en arrière sur la convexité de l'hémisphère, tirent respectivement leurs noms des trois os, des trois vertèbres crâniennes qui les recouvrent.

En adoptant ces dénominations déjà employées par Arnold dans une acception très-différente, Gratiolet pensait qu'il y avait non-seulement un rapport de superposition, mais encore une certaine solidarité entre les segments du crâne et les lobes du cerveau. Il supposa donc que le degré de développement relatif de ces lobes devait se refléter à l'extérieur, et qu'il suffisait, pour l'apprécier. de constater celui des trois vertèbres crâniennes correspondantes.

De là, la célèbre distinction craniologique qu'il établit entre les races *frontales, pariétales* et *occipitales*, caractérisées respectivement par la prédominance de la vertèbre dont elles portaient le nom.

Cela impliquait l'idée qu'il devait y avoir une correspondance sinon rigoureuse, du moins approximative, entre les sutures qui limitent les vertèbres du crâne et les scissures qui limitent les lobes du cerveau, c'est-à-dire, d'une part entre la suture coronale et la scissure de Rolando, d'autre part entre la suture lambdoïde et la scissure occipitale. Gratiolet fut donc conduit à étudier les rapports de ces sutures et de ces scissures. Il eut recours pour cela à un procédé qu'il n'a pas publié lui-même, mais qu'il m'a communiqué verbalement en 1862, dans une discussion particulière, et que j'ai fait connaître depuis lors dans mon mémoire sur la *Déformation toulousaine du crâne* (*Bulletins de la Société d'anthropologie*, 1871, p. 104). Il plaçait devant lui sur une table le cerveau dépouillé de ses membranes, le moule intérieur du crâne, et enfin le crâne lui-même. Il marquait au crayon sur le

circonvolutions et des scissures cérébrales. M. Bischoff se demande par deux fois si Gratiolet a compris ou non dans le lobe frontal le « premier pli ascendant » qui forme le bord antérieur de la scissure de Rolando. Il est bien vrai que Gratiolet a émis à ce sujet deux opinions différentes. Ses premières observations, consignées en 1854 dans son célèbre mémoire *Sur les plis cérébraux de l'homme et des primates*, l'avaient conduit à penser que le premier pli ascendant se rattachait au lobe pariétal ; mais, en continuant ses recherches, il reconnut que le lobe frontal s'étend jusqu'à la scissure de Rolando, et cette opinion *définitive* fut exposée sous la forme la plus claire et la plus didactique dans le deuxième volume de son *Anatomie comparée du système nerveux* (t. II, p. 111 et suiv. Paris, 1857, in-8°).

moule la position de la suture coronale et de la suture lambdoïde, puis il y reportait proportionnellement les longueurs respectives du lobe frontal, du lobe pariétal, du lobe occipital, qu'il mesurait sur le cerveau étalé devant lui. Il crut reconnaître ainsi que, chez l'homme et chez les singes, la scissure de Rolando correspondait à la suture coronale, et que par conséquent l'étude de l'écaille frontale faisait connaître exactement l'étendue des lobes frontaux des hémisphères. C'était bien là ce qu'il attendait ; mais, en ce qui concerne la scissure occipitale, qui sépare le lobe occipital du lobe pariétal, son attente fut trompée ; il trouva en effet, ou plutôt il crut trouver, qu'elle ne correspondait pas à la suture lambdoïde, et qu'elle était toujours située chez l'homme bien au-dessous de cette suture.

Ces résultats, consignés en 1857 dans le deuxième volume de l'*Anatomie comparée du système nerveux* de Leuret et Gratiolet, étaient admis sans contestation, lorsque je fis, en 1861, mes premières recherches sur la localisation du langage articulé (1). Ayant reconnu que la faculté du langage siége dans la partie postérieure de la troisième circonvolution frontale, au-dessus de la scissure de Sylvius, je dus naturellement chercher quel était le point de la paroi crânienne qui recouvrait cette partie toute spéciale du cerveau. Quelques coupes pratiquées sur des têtes fraîches suffirent pour me démontrer l'inexactitude des rapports indiqués par Gratiolet ; je ne connaissais pas encore le procédé dont il s'était servi, mais il était évident pour moi que ce procédé devait être défectueux.

Le procédé des coupes que j'avais employé tout d'abord ne manquait pas d'une certaine précision ; mais il ne pouvait donner sur chaque cerveau qu'une seule indication ; il était d'ailleurs peu pratique ; j'eus donc recours à un procédé simple et facile que je décrirai plus loin dans tous ses détails et que je n'indique ici que sommairement. Il consiste à pratiquer, sur les divers points du crâne dont on veut déterminer les rapports, de petites perforations à travers lesquelles on introduit de petites fiches ou chevilles de bois. Celles-ci sont poussées dans le cerveau à l'aide d'un stylet qui les accompagne jusqu'au-delà de la dure-mère. On pratique alors la coupe des autopsies, on extrait le cerveau sui-

____

(1) P. Broca, *Sur le siége de la faculté du langage articulé*, dans *Bulletins de la Société anatomique*, 1861, 2ᵉ série, t. VI, p. 330-357. Voir la note de la page 310.

vant le procédé ordinaire, et les fiches qu'on y aperçoit aisément
montrent sur cet organe la situation exacte des divers points du
crâne qui ont été perforés. En pratiquant deux perforations sur
le trajet de chacune des principales sutures, on obtient des repères suffisants pour retrouver ce trajet à la surface du cerveau ;
on peut voir alors quels sont ceux des points du cerveau qui correspondent à chaque suture, et quant à ceux qui s'en éloignent
plus ou moins, on en détermine aisément la position en mesurant
au compas et exprimant en millimètres la distance qui les sépare
de telle ou telle suture. Ces mensurations, pour être comparables
entre elles, doivent toujours être faites parallèlement ou perpendiculairement à l'axe longitudinal des hémisphères cérébraux ;
on obtient ainsi, après un certain nombre d'observations, des
chiffres qui se prêtent à la recherche du maximum, du minimum
et de la moyenne de chaque distance topographique.

Pour étudier les rapports de la surface du cerveau, on se sert
de chevilles de 2 à 3 centimètres de longueur; il suffit d'employer des chevilles plus longues pour étudier de la même
manière les rapports des parties profondes.

Ce procédé à la fois simple, sûr, rapide, facile, ne mutile ni le
crâne, ni le cerveau; il peut être appliqué dans toutes les autopsies; il se prête à des études partielles aussi bien qu'à des études
d'ensemble ; il permet d'étudier sur le même sujet les rapports de
toutes les parties du crâne et de toutes les parties du cerveau, et
de constater les différences topographiques qui peuvent exister
entre le côté droit et le côté gauche. Il satisfait donc à tous les
besoins. J'aurai pu me borner à en donner ici une description
sommaire, comme je l'ai fait en 1861 dans mon mémoire *Sur le
siége de la faculté du langage*, et en 1871 dans mon mémoire déjà
cité sur la *Déformation toulousaine du crâne;* mais l'intérêt croissant
qui s'attache aujourd'hui aux localisations cérébrales et à la détermination des rapports cérébro-crâniens, me fait croire qu'il ne
sera pas inutile de préciser les détails opératoires qui permettent
de faire aisément et rapidement des constatations exactes et de
multiplier les observations. Je me réserve donc de revenir plus
loin sur ce procédé, et de l'exposer avec tous les développements
et toutes les applications qu'il comporte.

Lorsque je le communiquai à la Société anatomique, au mois
d'août 1861, je ne l'avais encore appliqué que sur onze sujets du
sexe masculin, morts à l'hôpital de Bicêtre, et ayant presque tous

dépassé l'âge adulte ; mais l'inexactitude des deux résultats obtenus par Gratiolet ressortait déjà avec évidence de ces premières recherches. L'origine de la scissure de Rolando, loin de coïncider avec le bregma, comme le croyait Gratiolet, s'était toujours trouvée à 40 millimètres au moins en arrière de ce point ; la distance s'était même élevée une fois à 63 millimètres, mais le sujet était un épileptique, dont le cerveau était d'ailleurs très-grand, et dans les dix autres cas la distance avait été comprise entre 40 et 52 millimètres. (Depuis lors, j'ai vu ce maximum normal atteindre des chiffres beaucoup plus élevés.) Quant à la scissure occipitale, je l'avais vue au contraire coïncider parfaitement ou à quelques millimètres près avec la suture lambdoïde. La seconde assertion de Gratiolet n'était donc pas plus exacte que la première.

J'eus l'occasion, l'année suivante, de causer à ce sujet avec Gratiolet. Il manifesta quelque surprise ; mais, comme il ne cherchait que la vérité, il me donna rendez-vous à l'amphithéâtre de Clamart pour une séance de vérification, et, après trois expériences successives, il se rendit à l'évidence de la démonstration. Ce fut dans cette séance qu'il me donna l'explication de son procédé, tel que je l'ai décrit plus haut.

Depuis lors, j'ai souvent appliqué le procédé des fiches, soit dans mon laboratoire, soit dans les salles d'autopsie, pour démontrer aux élèves la position des deux scissures transversales du cerveau et pour constater que la *ligne sus-orbitaire* établit la vraie limite entre la région cérébrale et la région faciale du crâne ; je m'en suis servi pour quelques études comparatives faites sur des têtes de nègres ou sur des têtes déformées ; j'y ai eu recours encore pour chercher à déterminer la situation de la partie de la troisième circonvolution frontale qui est le siége de la faculté du langage ; et enfin, dans ces derniers temps, j'ai préparé, pour le musée de l'institut anthropologique, une assez grande série de crânes sur lesquels j'ai pu, grâce aux points de repère fournis par de nombreuses fiches, dessiner dans leur position exacte, et jusque dans leurs moindres détails, toutes les scissures et sillons de la surface du cerveau, et peindre en couleurs différentes les circonvolutions de chaque lobe. Mais je n'ai jamais trouvé le temps de mettre à exécution le projet, que j'avais conçu dès l'origine, d'entreprendre une série méthodique et complète de recherches sur l'ensemble de la topographie cérébrale ; — et lorsque, en 1871,

j'eus l'occasion d'étudier la tête d'une vieille femme qui avait subi
dans son enfance la déformation toulousaine, je ne pus, faute de
termes de comparaison suffisants, constater que d'une manière
incomplète l'influence exercée par cette déformation sur les rapports cérébro-crâniens. Je pus reconnaître toutefois (1) que d'une
part la scissure occipitale externe était située sous la suture
lambdoïde, qu'elle n'était par conséquent pas déplacée, — mais
que d'une autre part la scissure de Rolando, beaucoup plus oblique
que de coutume, se trouvait reportée, à sa partie supérieure, à
57 millimètres en arrière de la suture coronale. Pour apprécier
la signification de ce fait, j'éprouvai quelque embarras, car toutes
mes observations antérieures avaient été recueillies sur des hommes. En laissant de côté les cas pathologiques, j'avais trouvé que
la distance de la fiche bregmatique au sillon de Rolando, comprise entre le minimum de 40 millimètres et le maximum de 56 (2),
était en moyenne de 47 millimètres, et comme il était probable
que cette distance devait être un peu moindre chez les femmes,
moindre surtout chez ma Toulousaine, dont l'encéphale ne pesait
que 1094 grammes, je crus pouvoir en conclure que la déformation frontale avait produit sur le lobe frontal un allongement de
1 centimètre au moins. Deux figures jointes à mon mémoire, et
que je reproduis ici (voir p. 10) montraient la position des fiches
coronales et lambdoïdiennes sur la face supérieure et la face latérale du cerveau de cette femme. J'ai cru devoir rappeler cette
observation, parce que c'est jusqu'ici la seule qui concerne l'influence des déformations du crâne sur la topographie cérébrale.
Mais je viens d'anticiper un peu sur les dates, car mon mémoire
sur la *Déformation toulousaine* n'a paru qu'en 1871, trois ans
après les recherches publiées par M. Bischoff dans son important
ouvrage sur les circonvolutions cérébrales de l'homme (3).

Le procédé de cet auteur ne différait pas du mien, si ce n'est
qu'il s'était servi de fiches métalliques au lieu de fiches de bois. Il
avait vu, comme moi, les fiches de la suture lambdoïde pénétrer
assez exactement dans la scissure occipitale externe, qui limite le

(1) *Bull. de la Soc. d'anthrop.*, 1871, 2ᵉ série, t. VI, p. 100-120.
(2) J'ai vu depuis lors, sur la tête d'un vieillard de soixante-cinq ans,
dont le cerveau était très-grand (1460 grammes), la distance rolando-bregmatique s'élever du côté droit à 64 millimètres, et du côté gauche à 70 millimètres. Elle a atteint 67 millimètres sur un crâne d'Arabe.
(3) *Die Grosshirnwindungen des Menschen.* Munich, 1868, in-4°, p. 20 et 21.

lobe occipital ; mais la limite postéro-supérieure du lobe frontal, que j'avais placée à 4 centimètres au moins en arrière du bregma,

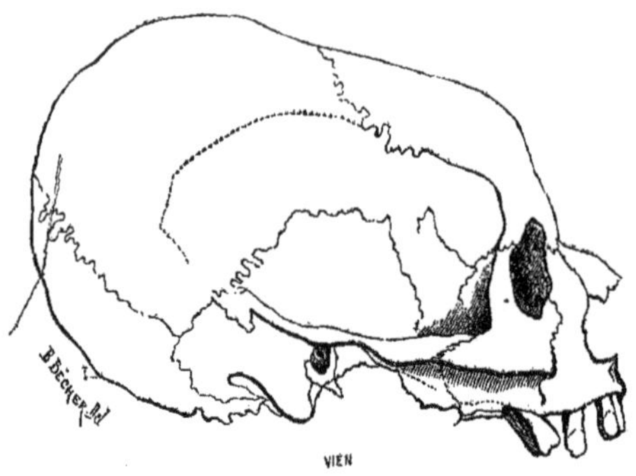

Fig. 1. — Le profil de la Toulousaine dessiné au stéréographe.

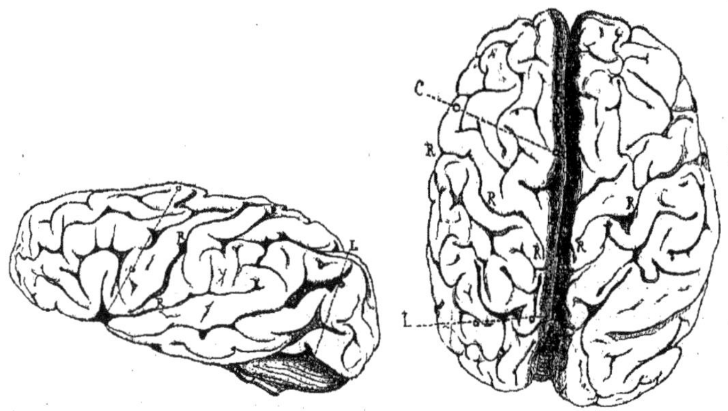

Fig. 2 et 3. — Le cerveau de la Toulousaine dessiné d'après le moule en plâtre : les lignes ponctuées passant par les flèches coronales et lambdoïdiennes indiquent le trajet des deux sutures de même nom ; R, R, scissure de Rolando ; C, ligne indiquant la position de la suture coronale ; L, ligne indiquant la position de la suture lambdoïde.

n'était située, d'après lui, qu'à « 2 centimètres et plus » de ce point. Cette différence de résultats, qui a paru contradictoire, ne l'est nullement ; elle est tout entière dans les mots. M. Bischoff, contrairement à l'opinion de la plupart des auteurs contemporains, ne comprend pas dans le lobe frontal la circonvolution frontale transverse ou ascendante, qu'il nomme la *circonvolution centrale antérieure ;* il diminue donc la longueur du lobe frontal de toute l'épaisseur de cette circonvolution, épaisseur qui est partout considérable, et qui, près de la ligne médiane, atteint souvent 2 centimètres. En réalité, par conséquent, la détermination faite par M. Bischoff est en parfait accord avec la mienne.

M. Bischoff n'a pas étudié seulement les rapports de la suture coronale et de la suture lambdoïde ; il a reconnu en outre que la partie antérieure de la suture écailleuse correspond à la scissure de Sylvius ; mais quoiqu'il ait fait ses recherches sur « plusieurs crânes d'adultes», il ne les a pas multipliées assez pour se rendre compte des variations individuelles ; il s'est d'ailleurs borné comme moi à la détermination d'un petit nombre de points, et n'a pas envisagé la question dans son ensemble.

C'est M. Ferdinand Heftler qui a eu le mérite d'exécuter le premier un travail d'ensemble sur la topographie cérébrale. L'importance de cette étude lui a été signalée par son maître le professeur Landzert, de Saint-Pétersbourg, qui a institué à cette occasion un procédé de recherches assez compliqué, mais d'une exactitude tout à fait rigoureuse. M. Heftler s'est acquitté de sa tâche avec un zèle et une habileté dignes des plus grands éloges. Les résultats de ses longues études ont été consignés dans sa thèse inaugurale, soutenue le 5 mai 1873 devant l'Académie médico-chirurgicale de Saint-Pétersbourg (1).

L'ingénieux procédé de M. Landzert consiste à superposer sur une même figure plane trois dessins au trait, de couleurs différentes, représentant : 1° le contour extérieur des parties molles de la tête ; 2° la surface des os du crâne avec toutes leurs sutures ; 3° la surface du cerveau avec ses circonvolutions, ses scissures et ses sillons. Les trois dessins sont faits successivement, en grandeur naturelle, à l'aide de l'appareil de Lucæ, qui donne des projections dites *géométrales,* et évite les erreurs de perspective. La superposition une fois faite, la situation respective des diverses parties du crâne et du cerveau devient aussi évidente qu'elle le

______

(1) Ferd. Heftler, *Izviliny golovnavo morga ou tchelovieka i otnochenia ich K'svodou tcherepa (Des circonvolutions cérébrales chez l'homme et de leurs rapports avec le crâne),* thèse inaugurale, Saint-Pétersbourg, in-8, 50 pages avec planches.

serait sur une tête à parois transparentes, et il est aisé de mesurer en millimètres la distance de telle ou telle scissure à telle ou telle suture.

Mais, pour que ce procédé soit exact, il faut en premier lieu que le cerveau soit assez ferme pour conserver exactement sa forme, lorsqu'on le dessine après l'avoir dépouillé de ses membranes ; de là résulte la nécessité de durcir préalablement cet organe en poussant quelques jours à l'avance, dans les artères carotides, une injection de chlorure de zinc, de glycérine et d'acide phénique.

Il faut en second lieu que la pièce, présentée trois fois de suite à l'appareil de Lucæ, soit replacée chaque fois dans une attitude absolument constante. Sans cela la superposition des dessins serait tout à fait trompeuse. Pour atteindre ce but, on commence par couler autour de la tête une épaisse couche de plâtre, qu'on enlève ensuite en partie, de manière à mettre à découvert celle des faces crâniennes que l'on se propose d'étudier ; le reste du moule extérieur fournit les points de repère dont on a besoin pour l'orientation de la tête. Les deux premiers dessins une fois faits, on enlève délicatement, à l'aide de traits de scie convenablement dirigés, la partie correspondante de la voûte du crâne, c'est-à-dire la moitié latérale, s'il s'agit d'un dessin de profil ; la moitié postérieure, s'il s'agit de la norma occipitale, etc.

Ce procédé est parfaitement correct ; mais il est long et difficile. L'opération préalable du moulage est lente et pénible, et il faut beaucoup d'attention et d'habileté pour replacer la tête, à trois reprises différentes, dans une attitude invariable. Le procédé n'est donc valable qu'entre les mains d'un anatomiste expert, qui en a fait une étude spéciale, et qui a en outre beaucoup de temps à y consacrer. Ces conditions sont de nature à en restreindre beaucoup l'application ; et nous devons apprécier d'autant plus l'importance des recherches de M. Heftler, que peu de personnes, sans doute, pourront les reprendre avec la même compétence et la même persévérance.

M. Heftler a appliqué ce procédé sur *quarante têtes*, de manière à obtenir dix dessins topographiques de chacune des quatre norma du crâne, et si l'on songe que chacun de ces dessins a dû lui coûter au moins une journée de travail, on lui saura gré d'avoir recueilli pour la science et consigné dans sa thèse inaugurale tant de matériaux utiles. Grâce à la complaisance de mon ami le docteur Mierzejewski, de Saint-Pétersbourg, je puis donner (voir plus loin, p. 60) une analyse de cette thèse intéressante, et reproduire les figures qui l'accompagnent.

Le peu de publicité des thèses inaugurales, et le peu de diffusion de la langue russe, expliquent pourquoi les recherches de M. Heftler n'étaient pas encore connues dans l'Occident lorsqu'à son tour M. le professeur Turner (d'Edimbourg) publia, dans les numéros de novembre 1873 et de mai 1874 du *Journal of Anatomy and Physiology*, les résultats de ses études sur la topographie cérébrale (1).

Le procédé de M. Turner est un procédé graphique, comme celui de M. Landzert. Il consiste à superposer le dessin du cerveau sur celui du crâne, mais avec ceci de plus, que des lignes auxiliaires tracées sur le crâne multiplient les points de repère et permettent d'obtenir les rapports avec plus de détails.

On établit d'abord à la surface du crâne des circonscriptions déterminées par les lignes des sutures et par un certain nombre de lignes artificielles tracées suivant une règle uniforme. Chaque moitié latérale de la voûte du crâne se trouve ainsi divisée en dix districts que l'auteur appelle des *aires* (*areas*), et qu'il désigne chacun sous un nom spécial. On trouvera plus loin, dans l'analyse que nous donnons du travail de M. Turner, l'indication de ces lignes auxiliaires et la nomenclature des dix aires crâniennes (voir plus loin, p. 66).

Lorsque les lignes sont tracées, on fait le dessin du crâne et de ses diverses aires, dont les contours fourniront, pour le dessin des circonvolutions, des lignes de repère comparables aux méridiens et aux parallèles des cartes de géographie. Il ne s'agit plus que de reporter sur ce dessin le tracé des circonvolutions qui correspondent respectivement à chacune des aires du crâne.

A cet effet, on circonscrit de toutes parts à l'aide d'une scie fine les contours d'une première aire ; on fait sauter la pièce, on excise la dure-mère subjacente, on enlève en outre la pie-mère, et les circonvolutions qui sont ainsi mises à nu sont dessinées dans la case correspondante du dessin crânien. On passe alors à une seconde aire, puis à une troisième jusqu'à la dixième, et on

(1) W. Turner, *On the Relations of the Convolutions of the Human Cerebrum to the outer Surface of the Skull and Head*, dans Journ. of Anat. and Physiol., ser. II, n° XIII, p. 142, nov. 1873. — Le même, *An Illustration of the Relations of the Convolutions of the Human Cerebrum to the outer Surface of the Skull*, dans le même journal, n° XIV, p. 359, may 1874.

finit par obtenir un dessin complet de toutes les circonvolutions de la norma crânienne que l'on se propose de représenter.

Ces dessins sont faits à la main, et sont par conséquent sujets à erreur, mais l'erreur ne saurait jamais être grave, puisque le dessinateur se guide sur les limites, toujours très-rapprochées, du district qu'il représente. L'exactitude du procédé, à ce point de vue, est donc parfaitement suffisante. Mais il y a à se préoccuper d'une cause d'erreur plus sérieuse : c'est la déformation du cerveau, qui tend à se produire lorsque, de district en district, on a mis à découvert une grande partie de la surface de cet organe ; les parties dénudées, n'étant plus fixées ni par la paroi osseuse, ni par la dure-mère, ni par la pie-mère, qu'on est obligé d'enlever pour mettre à jour les sillons, s'affaissent sous l'influence de la pesanteur et tiraillent plus ou moins, en les déformant, les circonvolutions des districts environnants. Un anatomiste attentif peut, en soutenant convenablement les circonvolutions dénudées, obvier à cet inconvénient; il serait préférable toutefois de durcir le cerveau à l'aide d'une injection préalable, comme le fait M. Landzert.

M. Turner n'a figuré ainsi que la norma latérale, ou vue de profil. Mais son procédé est applicable aux autres norma du crâne. On remarquera d'ailleurs que la norma latérale est de beaucoup la plus utile ; car elle montre les détails les plus importants de la topographie cérébrale.

L'exécution de ce procédé exige une certaine habileté anatomique et une assez grande dépense de temps ; c'est un obstacle à la multiplicité des recherches. M. Turner ne dit pas quel est le nombre des sujets sur lesquels ses observations ont été faites ; il ne paraît pas que ce nombre ait été bien grand, et cependant il a pu constater que certains rapports présentent des variations assez étendues. Ainsi, quoiqu'il n'ait étudié que des sujets adultes, et du sexe masculin, il a vu la distance de la suture coronale à la scissure de Rolando varier sur la ligne médiane entre 1 pouce et demi et 2 pouces (38 millimètres et 51 millimètres) et sur les parties latérales entre 1 pouce un tiers et 1 pouce et demi (34 millimètres et 38 millimètres). D'autres rapports lui ont présenté plus de fixité, mais les variations qu'il a constatées suffisent pour montrer la nécessité de faire reposer l'étude de la topographie cérébrale sur de très-nombreuses observations. Ce but ne peut être atteint qu'à l'aide d'un procédé d'une exécution facile et rapide, double condition que le procédé de M. Turner ne réalise pas et que celui de M. Landzert ne réalise pas davantage.

Je n'insisterai pas ici sur les résultats obtenus par M. Turner, ils sont exposés en détail dans l'analyse que j'en donne plus loin (voir p. 66), et personne n'en méconnaîtra l'importance. L'idée de multiplier les districts de la surface du crâne, en ajoutant aux lignes des sutures un certain nombre de lignes artificielles, mérite une sérieuse attention. Il est clair, par exemple, que, pour déterminer et décrire les rapports du pariétal, il serait avantageux de pouvoir subdiviser méthodiquement en plusieurs parties la vaste surface de cet os. Mais il est à craindre que ces subdivisions et la nomenclature compliquée qu'elles entraînent ne paraissent gênantes pour la mémoire, et n'ajoutent une difficulté de plus aux recherches topographiques. Dans l'état actuel de la question, il vaut mieux la simplifier que la compliquer, et les belles recherches de M. Ferdinand Heftler prouvent d'ailleurs que l'on peut obtenir des déterminations très-satisfaisantes sans recourir à l'emploi des lignes artificielles.

Le mémoire de M. Turner était encore sous presse, et la thèse de M. Heftler était encore tout à fait inconnue en France, lorsque nous eûmes l'occasion de signaler la question de la topographie cérébrale à l'attention de M. Charles Féré, élève distingué des hôpitaux, qui avait travaillé quelque temps dans le laboratoire d'anthropologie. Placé comme externe à l'hospice de la Salpêtrière, où les autopsies sont si fréquentes, M. Féré se mit à l'œuvre au mois de janvier 1875, et recueillit pendant le courant de cette année de nombreuses observations, dont il a consigné les résultats dans un mémoire communiqué à la Société anatomique en décembre 1875, et à la Société de biologie au commencement de janvier 1876. On en trouvera plus loin (p. 70) le résumé, dans une analyse écrite par l'auteur lui-même.

M. Féré a étudié principalement la topographie des circonvolutions, et s'est servi pour cela du procédé des fiches. Mais il s'est occupé en outre d'une autre question que ses prédécesseurs n'avaient pas abordée. Élève de mon savant collègue le professeur Charcot, qui poursuit avec tant de talent l'étude pathologique et fonctionnelle des parties profondes des hémisphères, il s'est attaché à déterminer la position de ces parties profondes par rapport aux parois crâniennes. J'ai déjà dit que le procédé des fiches est applicable à ce genre de recherches, pourvu qu'on ait le soin de prendre des fiches très-longues et de les enfoncer suivant une direction exactement perpendiculaire à la surface du crâne ; mais il ne donne que des résultats partiels, parce qu'on ne peut étudier le trajet profond d'une fiche sans pratiquer des incisions qui déforment gravement les parties. M. Féré a donc eu recours à des coupes pratiquées sur des têtes préalablement congelées. Ce procédé doit porter son nom, car personne avant lui n'avait appliqué la méthode, déjà ancienne, de la congélation à l'étude de la topographie cérébrale.

Le procédé de M. Féré donne à la fois les rapports des organes cérébraux profonds et des circonvolutions tant externes qu'internes. Il est bien supérieur à celui des coupes ordinaires. Celles-ci fournissent de bons résultats lorsqu'on n'en pratique qu'une seule et lorsqu'en outre le liquide sous-arachnoïdien est peu abondant : alors, en effet, le cerveau, remplissant presque exactement la cavité de la dure-mère, se laisse traverser par la scie sans aucun déplacement, et conserve tous ses rapports avec la paroi du crâne ; mais il n'en est plus de même lorsqu'on veut pratiquer une nouvelle coupe à quelque distance de la première, parce que la substance cérébrale, trop molle pour résister par elle-même, et n'étant plus suffisamment fixée dans une cavité déjà ouverte, se déforme assez pour rendre incertaine la détermination des rapports. Les coupes ordinaires ne peuvent donc donner, sur chaque tête, que des notions limitées à un seul plan, et c'est pour cela qu'après avoir commencé mes recherches à l'aide de ce procédé, j'y ai bientôt renoncé pour le remplacer par le procédé des fiches. Mais le procédé de M. Féré n'a pas le même inconvénient ; il permet de pratiquer sur une même tête plusieurs coupes parallèles, d'étudier successivement les rapports cérébro-crâniens sur chaque tronçon, et de rapprocher ensuite les tronçons cérébraux de manière à reconstituer le cerveau entier sans aucune déformation. Il peut donc donner des résultats très-complets, non-seulement pour ce qui concerne les rapports de la surface des hémisphères, mais encore pour ce qui concerne les rapports des parties profondes du cerveau. Ce dernier avantage est précieux. Mais l'inconvénient du procédé de M. Féré, c'est qu'il n'est applicable dans nos climats que dans des conditions de température assez exceptionnelles. Il faut un froid très-intense pour congeler la tête jusqu'au centre du cerveau, et la congélation artificielle, d'ailleurs assez difficile à obtenir sur une aussi grande masse, ne pourrait réussir que dans une chambre refroidie au-dessous de zéro, car il ne suffit pas de faire des coupes sur le cerveau gelé, il faut encore avoir le temps de les étudier et de les décrire avant le dégel. Le procédé de M. Féré ne peut donc se généraliser dans la pratique. L'auteur, au surplus, ne s'en est servi que pour étudier, sur un petit nombre d'individus, les rapports des parties profondes ; mais ce n'est là que la moindre partie de ses recherches. Il s'est attaché surtout à la topographie superficielle des circonvolutions, qu'il a étudiée exclusivement par le procédé des fiches.

M. Féré n'ignore pas que les formes et les dimensions du crâne présentent des variations individuelles très-étendues, que toute détermination craniométrique doit, pour être valable, reposer sur la moyenne d'une série nombreuse d'observations de même ordre, et que par conséquent les rapports cérébro-crâniens, étant influencés à la fois par les variations du crâne et par celles du cerveau, sont sujets à de grandes oscillations, sinon dans la région de la base, où ces rapports sont maintenus par des conditions anatomiques particulières, du moins dans la région de la voûte, où chaque lobe peut se développer librement aux dépens de ses voisins. Il s'est donc proposé avant tout de multiplier ses observations autant que possible, afin de pouvoir constater avec sécurité le maximum, le minimum et la moyenne de chaque résultat millimétrique. Sous ce rapport, ses recherches topographiques offrent toute garantie, car le schéma sur lequel il a représenté les rapports cérébro-crâniens *de la femme* repose sur la moyenne de cinquante-quatre observations. M. Féré a en outre recueilli huit observations sur des *hommes*, mais ce n'est que le commencement d'une étude qu'il s'occupe actuellement de compléter, et il n'a pas fait entrer en ligne de compte, dans son travail actuel, cette trop courte série masculine.

Les déterminations faites par M. Féré ne concernent donc que les femmes, tandis que celles de M. Heftler ont été faites sur vingt-huit hommes et douze femmes, et celles de M. Turner sur des hommes seulement. Ceux qui compareront les résultats publiés par ces trois auteurs devront tenir compte de cette différence sexuelle, car, le cerveau de la femme étant en moyenne moins volumineux que celui de l'homme, il est naturel que les distances que l'on y mesure soient un peu moindres. En réalité ces résultats, quoique obtenus par des procédés très-divers, concordent d'une manière assez satisfaisante, du moins dans les points principaux ; les divergences qu'on y pourra trouver ne sont que secondaires, et ne sont imputables ni aux observateurs, ni aux procédés qu'ils ont suivis, mais aux conditions dans lesquelles ils ont fait leurs recherches. Les sujets qu'ils ont étudiés n'étaient ni du même sexe ni de même race ; en outre M. Heftler n'a mis en œuvre que dix observations pour chaque norma du crâne ; le nombre des faits recueillis par M. Turner est probablement moindre encore ; ce n'est pas assez pour soustraire les résultats à l'influence des variations individuelles, tandis que les cinquante-quatre cas étudiés par M. Féré forment un groupe nombreux et homogène dont les moyennes méritent toute confiance.

Je rappelle que M. Féré ne s'est pas borné, comme ses prédécesseurs, à l'étude des rapports superficiels des hémisphères. Il a le premier poussé les recherches topographiques jusque dans les parties profondes. La partie de son travail qui concerne cette topographie profonde est encore peu avancée ; mais la voie est tracée, et je ne saurais trop inviter l'auteur à y persévérer.

Je viens d'exposer les divers procédés dont on s'est servi jusqu'ici dans l'étude des rapports cérébro-crâniens. Sans parler des coupes ordinaires, qui ne fournissent que des notions très-incomplètes, ces procédés sont au nombre de cinq :

1° Le procédé des moules intra-crâniens de Gratiolet (1857) ;

2° Le procédé des fiches, dont je me sers depuis 1861, et qui a été employé depuis par MM. Bischoff (1868) et Féré (1875) ;

3° Le procédé graphique de M. Landzert, employé par M. Heftler (1873) ;

4° Le procédé graphique de M. Turner (1874) ;

5° Le procédé des coupes sur des têtes congelées, dû à M. Féré (1875).

Le premier procédé est insuffisant et trompeur, puisqu'il a conduit un homme aussi habile que Gratiolet à des conclusions très-fausses. Le dernier n'est qu'un moyen d'exception. Restent donc les trois autres. Ils sont également corrects, mais d'une valeur pratique très-inégale. Pour les comparer à ce point de vue, nous devons d'abord nous demander quelles sont les questions que la topographie cérébrale est appelée à éclairer ou à résoudre.

§ 2. APPLICATION DE LA TOPOGRAPHIE CÉRÉBRALE A LA MÉDECINE ET A L'ANTHROPOLOGIE.

Le but des déterminations topographiques est double ; il est à la fois anthropologique et médical, et je comprends à la fois, sous cette seconde détermination, tout ce qui se rapporte à la physiologie, à la pathologie et à la chirurgie. Or, dans l'étude des faits anatomiques qui sont sujets à des variations de quelque importance, les recherches de l'ordre médical diffèrent notablement des recherches anthropologiques. Les premières, en effet, ne concernent que des individus isolés, tandis que les dernières concernent des collections d'individus.

L'intérêt médical de la topographie du cerveau gît tout entier dans la question des localisations cérébrales. L'homme n'est pas une matière à expériences, mais les hasards de la maladie ou du traumatisme produisent quelquefois des lésions cérébrales, aussi circonscrites et aussi démonstratives que pourraient l'être des vivisections, et l'interprétation des troubles fonctionnels qui en résultent est la seule base sur laquelle puisse reposer l'étude des localisations. Lorsque le cas se termine par la mort, et lorsque en outre l'autopsie est possible, la détermination du siége de la lésion dont on a constaté les symptômes se fait anatomiquement sur le cerveau même, sans que les notions topographiques aient à intervenir. Ces faits sont les plus probants ; mais les autres, quoique moins décisifs, peuvent avoir aussi leur utilité, et par exemple, étant donnée une plaie pénétrante du crâne, la connaissance des rapports cérébro-crâniens fournit le moyen d'apprécier avec une certaine probabilité le siége de la lésion cérébrale subjacente.

Ce n'est pas seulement dans les recherches physiologiques et pathologiques que la topographie cérébrale peut être utilisée. Il est des cas, rares jusqu'ici, mais qui pourront se multiplier avec les progrès de nos connaissances, où elle peut servir de guide au chirurgien dans l'opération du trépan. J'en citerai plus loin un exemple qui m'est personnel. On verra que j'ai pu tomber du premier coup sur un abcès intra-crânien qui comprimait la partie postérieure de la troisième circonvolution frontale gauche, et dont le siége était annoncé par l'abolition du langage. Mais ces déterminations topographiques, faites sur l'homme vivant, manquent très-souvent de certitude ; elles ne donnent ordinairement que des probabilités. Supposons par exemple qu'il existe une blessure pénétrante sur la partie supérieure de la région pariétale ; certains symptômes spéciaux se manifestent ; on présume que leur nature spéciale dépend du siége anatomique de la lésion cérébrale, et on se demande si celle-ci a atteint le lobe frontal ou le lobe pariétal de l'hémisphère, en d'autres termes, si elle est située en avant ou en arrière de la scissure de Rolando. Supposons encore, pour simplifier la question, que le sujet soit de ceux chez lesquels la position du bregma et celle du lambda peuvent être reconnues à travers l'épaisseur du tégument. Si la blessure est à moins de 4 centimètres du bregma, nous dirons avec certitude qu'elle est sur le lobe frontal, sans savoir d'ailleurs à quelle distance d'elle se trouve la scissure de Rolando ; si elle est à plus de 6 centimètres du bregma, nous dirons encore, avec une probabilité voisine de la certitude, qu'elle a atteint le lobe pariétal, car il est très-exceptionnel que la distance du bregma à la scissure excède ce chiffre ; mais si la blessure est comprise entre ces deux limites, si elle est par exemple à 5 centimètres du bregma, notre diagnostic sera incertain. C'est en vain que nous saurons que, chez l'homme adulte, la distance rolando-bregmatique est en moyenne de 47 à 48 millimètres ; nous ne saurons pas si, chez notre blessé, elle est supérieure ou inférieure à la moyenne ; tout au plus pourrons-nous le supposer d'après la forme brachycéphale ou dolichocéphale et d'après les dimensions de son crâne ; et tout cela ne nous conduira qu'à une probabilité. Cela ne veut pas dire qu'il soit inutile de connaître cette distance moyenne; il est bon d'en avoir une idée, pour apprécier les chances du diagnostic, mais si, au lieu de la connaître à 1 millimètre près, nous ne la connaissions qu'à 2 ou 3 ou 4 millimètres près, l'utilité pratique que nous en retirerions serait à peu près la même.

Ainsi, lorsqu'on se place au point de vue des études de l'ordre médical, la détermination exacte des moyennes topographiques n'est pas absolument nécessaire ; une description topographique qui résulterait de l'examen d'une seule tête pourrait être trompeuse sans doute ; il faut se méfier des exceptions, et pour cela prendre la moyenne d'un certain nombre de faits ; mais on n'a pas besoin de multiplier beaucoup les observations pour atteindre le but pratique que l'on se propose. Dès lors le degré de difficulté ou de lenteur d'un procédé de recherches n'a plus que peu d'importance ; il n'est pas nécessaire que tout le monde puisse l'appliquer ; les faits constatés une bonne fois par un anatomiste digne de confiance suffisent aux besoins de la pratique, et par exemple on pourrait très-bien s'en tenir aux résultats que M. Heftler a publiés dans sa thèse.

Mais tout autre est le but anthropologique. L'anthropologie ne se propose pas seulement, comme la médecine, de connaître l'individu ; elle se propose surtout d'étudier les groupes, et d'apprécier l'influence que peuvent exercer sur chaque caractère l'âge, le sexe, la race et le milieu. Plus un caractère est variable, et plus il importe de chercher les conditions qui le font varier. Sous ce rapport, la topographie cérébro-crânienne appelle toute l'attention des anthropologistes, car, à côté de certains faits qui sont à peu près constants, elle en montre d'autres qui présentent des écarts considérables.

On peut objecter, il est vrai, que les caractères anthropologiques doivent être tirés de la constitution propre des organes plutôt que de leurs rapports ; mais si ces derniers sont de nature à être modifiés par des conditions de développement ou d'accroissement, ils peuvent fournir des indications d'une importance égale à celle de certains caractères simples ; or, les rapports cérébro-crâniens sont dans ce cas.

La formation des os du crâne est indépendante du cerveau, puisqu'elle s'effectue chez les notencéphales et chez les anencéphales ; mais l'état rudimentaire où ils restent alors, et les formes étranges qui les rendent presque méconnaissables, prouvent très-manifestement que leur développement est régi par le cerveau. Il ne faut pas croire pour cela que chaque os du crâne soit solidaire du lobe cérébral correspondant. L'embryologie ne se prête pas à cette supposition, car les os du crâne sont formés et régulièrement répartis, longtemps avant l'apparition des deux scissures transversales qui marquent la distinction des trois lobes de la convexité des hémisphères. L'anatomie comparée ne s'y prête pas davantage. Il est bien vrai que, dans l'ordre des primates, les scissures transversales des hémisphères sont au nombre de deux, comme dans les sutures transversales du crâne, et que par conséquent trois lobes se succèdent d'avant en arrière sur la convexité des hémisphères, comme trois os se succèdent d'avant en arrière sur la convexité du crâne ; mais on ne peut y voir qu'une pure coïncidence, car le nombre et les connexions des os du crâne restent les mêmes dans les autres ordres de mammifères, quoique la disposition, le nombre et jusqu'à la nature des lobes des hémisphères soient très-variables.

Il est donc impossible d'admettre que, dans le développement du crâne, chaque lobe du cerveau tienne directement sous sa dépendance l'os dont il porte le nom. Tout ce que l'on peut dire, c'est que l'accroissement du crâne est provoqué par l'expansion cérébrale, en raison de la poussée exercée sur les divers os qui le composent. Si la masse cérébrale était liquide, cette poussée serait partout la même ; si elle était dure ou très-ferme, la pression exercée sur chaque os serait presque proportionnelle au développement du lobe cérébral subjacent ; mais la consistance du cerveau n'est ni assez faible pour répartir uniformément sur tous les points de sa surface la pression qui résulte de l'accroissement d'un lobe, ni assez forte pour que cette pression reste limitée à la partie correspondante de la boîte crânienne ; par conséquent, lorsqu'un lobe s'accroît d'une certaine quantité, il tend à dilater tout le crâne, mais la dilatation qu'il produit est à son maximum dans la partie du crâne qui le recouvre.

De cette action expansive du cerveau qui s'accroît, et de la résistance modératrice de la paroi ostéo-membraneuse (puis osseuse) qui l'enveloppe, résultent, lorsque le développement est achevé, un certain état du crâne et de ses sutures, un certain état du cerveau et de ses sutures, et par conséquent une certaine topographie crânio-cérébrale. Qu'arrivera-t-il maintenant si l'un des lobes du cerveau avorte complétement ? La partie correspondante du crâne ne sera pas arrêtée pour cela dans son développement ; elle recevra toujours une certaine poussée, qui lui sera transmise par l'action expansive du reste du cerveau ; elle continuera donc à prendre un certain accroissement, mais cet accroissement sera moindre qu'à l'état normal. De même, si ce lobe, sans avorter, reste au-dessous de son volume ordinaire, l'accroissement local du crâne sera diminué aussi, mais il ne le sera pas au même degré, et les rapports cérébro-crâniens seront par conséquent modifiés. Enfin, si ce lobe acquiert un volume exagéré, l'accroissement local du crâne sera exagéré, mais il ne le sera pas dans la même proportion, et les rapports cérébro-crâniens seront modifiés en sens inverse.

Ainsi, l'étude du développement relatif des diverses régions du crâne ne donne qu'une notion très-imparfaite du développement relatif des diverses parties du cerveau ; cette notion, certes, quelque imparfaite qu'elle soit, est loin d'être sans utilité ; car c'est elle qui fait le principal intérêt de l'analyse craniologique. Si, par exemple, on attache tant d'importance à la mensuration de l'écaille de l'os frontal, c'est parce que l'on sait que le volume des lobes frontaux exerce une grande influence sur l'ampleur de la loge frontale ; mais, lorsqu'on a mesuré celle-ci, on ne connaît pas l'étendue de ceux-là, puisqu'ils se prolongent toujours considérablement en arrière de la suture coronale. Les résultats craniométriques perdent ainsi une grande partie de leur signification. Pour la leur rendre, il faudrait pouvoir évaluer les dimensions des lobes frontaux d'après celles de l'os frontal ; en d'autres termes, il faudrait savoir de combien de centimètres ou de millimètres la région frontale du cerveau dépasse la région frontale du crâne. Or la topographie cérébrale nous fournit cette notion précieuse, ainsi que les autres notions de même ordre. Grâce à elle, l'examen du crâne ne fait plus connaître seulement les dimensions et la forme générale de l'encéphale, il fait connaître en outre approximativement le développement relatif des principales subdivisions des hémisphères. Les faits topographiques deviennent ainsi le complément des faits craniométriques et comme ils peuvent, aussi bien que ces derniers, être exprimés en mesures millimétriques, ils réclament l'application des principes ordinaires des recherches craniologiques.

Ces principes sont connus. Il faut en premier lieu que les observations soient groupées en séries assez grandes pour que l'on puisse connaître le maximum, le minimum et la moyenne de chaque caractère, et pour que cette moyenne ne soit pas faussée par les variations individuelles. L'expérience a prouvé que les séries de moins de vingt crânes n'atteignent pas ce but avec certitude.

Il faut en second lieu que chaque série ne comprenne que des crânes d'une même catégorie, de manière à séparer non-seulement les races, mais encore, dans chaque race, les sexes et les âges. Ces catégories suffisent dans les études craniologiques ordinaires ; mais les recherches topographiques appellent en outre d'autres subdivisions basées sur les divers degrés de la dolichocéphalie et de la brachycéphalie, car ces conditions exercent une influence notable sur les rapports cérébro-crâniens. Et il faut enfin que tous les faits anormaux ou exceptionnels, tous les cas de déformation tératologique, pathologique ou accidentelle, tous les cas où des troubles fonctionnels constatés pendant la vie ont rendu probable l'existence d'une constitution vicieuse du cerveau, soient exclus des séries précédentes, et étudiés isolément, avec d'autant plus de soin qu'il ne dépend pas de l'observateur de retrouver des faits analogues.

L'application de la topographie cérébrale à l'anthropologie exige donc des observations très-multipliées et très-variées, et si l'on veut atteindre ce but, il faut choisir un procédé simple, facile, rapide, applicable à tous les cas, dans les salles d'autopsie aussi bien que dans les amphithéâtres, et mis à la portée de tout le monde. Toute condition de nature à diminuer le nombre des observateurs ou à restreindre le champ de leurs recherches, doit être écartée autant que possible. Ainsi, les sujets qui succombent dans les hôpitaux sont pour la plupart réclamés par leurs familles ou par leurs amis, mais n'en sont pas moins soumis à l'autopsie ; les procédés qui ne peuvent être mis en pratique que dans les laboratoires d'anatomie excluent donc la grande majorité des cas qu'il serait intéressant d'étudier. De même, ceux qui mutilent gravement le crâne excluent presque nécessairement les recherches faites sur les sujets exotiques ou anormaux, dont les crânes, toutes les fois que cela est possible, doivent être conservés pour les collections anthropologiques. Enfin, tout médecin d'hôpital, tout élève des hôpitaux a accès dans les salles d'autopsie ; mais peu d'observateurs disposent d'un laboratoire d'anatomie convenablement installé et outillé, et beaucoup n'ont ni les loisirs nécessaires pour consacrer plusieurs heures à l'étude d'un seul fait, ni l'habileté toute spéciale qu'exige l'application de certains procédés.

Il ne suffit donc pas qu'un procédé de recherches topographiques soit exact ; il faut en outre qu'il soit prompt, commode et facile ; là est l'avenir de la question au point de vue anthropologique. C'est en nous plaçant à ce point de vue que nous allons comparer entre eux les trois procédés dont nous avons reconnu l'exactitude, savoir : le procédé des fiches, et les procédés graphiques de MM. Landzert et Turner.

§ 3. DE LA VALEUR PRATIQUE DES PROCÉDÉS.

Le procédé des fiches, comme on le verra plus loin, permet de recueillir tous les éléments nécessaires pour représenter sur le papier ou sur le crâne lui-même toute la surface du cerveau, dans ses rapports avec le crâne ; mais ce dessin, où l'on peut reporter, pour la facilité de la démonstration, les résultats obtenus sur quelques sujets de choix, ne fait nullement partie du procédé ; la constatation des rapports, la détermination des distances se font sur les pièces mêmes, et se font en quelques instants.

Dans les procédés graphiques, au contraire, les dessins sont la base même des recherches ; il faut d'abord dessiner complétement la surface du crâne, puis dessiner complétement par superposition la surface du cerveau, et c'est sur ce double dessin que l'on applique le compas pour mesurer les distances. La longue opération du dessin ne peut donc être évitée, non plus que les préparations délicates qui doivent la précéder : ce n'est qu'après tout ce travail lent, difficile et pénible, qui ne peut exiger moins d'une journée, si même il n'en exige pas plusieurs, que l'on peut commencer à déterminer et à inscrire sur la feuille d'observations les rapports cérébro-crâniens.

Lorsqu'on applique le procédé des fiches avec l'intention de s'en servir pour obtenir un dessin topographique, on est obligé d'augmenter le nombre des fiches, et l'exécution du dessin, quoique facilitée par de nombreux points de repère, est toujours assez longue. Mais, lorsqu'on se propose seulement de constater les faits topographiques, il suffit de pratiquer un petit nombre de perforations, et l'opération tout entière n'ajoute que quelques minutes à la durée de l'autopsie ordinaire du cerveau. Il est donc facile de multiplier indéfiniment les observations, tandis que les recherches faites à l'aide des procédés graphiques ne pourront jamais être que très-peu nombreuses. C'est le principal avantage du procédé des fiches ; mais il en présente plusieurs autres qui ont aussi une grande importance.

Il est à la portée de tous les observateurs, tandis que les procédés graphiques ne peuvent être exécutés avec exactitude que par des anatomistes très-experts, secondés par un mouleur ou par un dessinateur habile.

Il ne détériore nullement le crâne, qui doit être mutilé ou sacrifié dans les procédés graphiques. Il est donc seul applicable aux sujets de races étrangères, aux sujets atteints d'anomalies ou de déformations, à tous ceux en un mot qui sont exceptionnels à un titre quelconque, et dont les crânes doivent par conséquent être conservés.

Il est le seul qui puisse donner la topographie de toutes les régions crânio-cérébrales d'un même sujet. Les procédés graphiques, en effet, ne peuvent représenter qu'une seule norma du crâne et du cerveau. La norma latérale ou de profil montre, il est vrai, la plupart des rapports de l'hémisphère correspondant, mais ceux de ces rapports qui concernent la partie supérieure et les deux extrémités de l'hémisphère ne sont vus qu'en raccourci, et se prêtent difficilement à l'étude ; c'est pour cela que M. Heftler a jugé nécessaire de représenter en outre la norma supérieure, la norma antérieure et la norma postérieure ; l'étude complète des rapports topographiques exige ainsi quatre préparations, faites sur quatre têtes différentes, et ne saurait dès lors donner un résultat d'ensemble, puisque la plupart des rapports varient plus ou moins dans chaque sujet. Il y a d'ailleurs une étude à laquelle les procédés graphiques se refusent absolument : c'est la comparaison des deux hémisphères du même sujet ; cette comparaison, devenue importante depuis que l'on sait que les deux hémisphères n'ont pas les mêmes attributions fonctionnelles, est rendue très-facile par le procédé des fiches.

J'insiste encore sur ce fait que les procédés graphiques, exigeant une installation spéciale, des opérations longues, et des mutilations graves, précédées avant tout de la décapitation, ne peuvent être appliqués que dans les laboratoires d'anatomie, sur les corps abandonnés aux dissections. On ne peut y avoir recours dans les salles d'autopsie. Le champ des observations se trouve ainsi considérablement rétréci, si l'on songe surtout que, parmi les corps apportés à l'amphithéâtre, beaucoup ont déjà subi dans les hôpitaux l'autopsie du cerveau, et sont devenus par conséquent impropres aux recherches topographiques. Ajoutons que l'étude et l'interprétation des cas anormaux ou exceptionnels à un titre quelconque, gagnent beaucoup à être faites par les médecins qui ont connu les sujets pendant leur vie. Ce résultat ne peut être atteint qu'à l'aide du procédé des fiches.

Ainsi, lorsqu'on se place au point de vue de l'investigation anthropologique, la supériorité du procédé des fiches devient tout à fait évidente. C'est seulement lorsqu'on se propose de démontrer sur une figure les rapports cérébro-crâniens, que l'avantage des procédés graphiques se manifeste. Ceux-ci donnent de vrais dessins, tracés d'un trait continu et copiés directement, sans déformation, sur le cerveau en place. Le procédé des fiches permet, lui aussi, d'obtenir des dessins qui sont parfaitement exacts dans leurs points essentiels, mais dont les détails secondaires laissent place à quelques incertitudes ; on ne dessine le cerveau que lorsqu'il est placé sur la table, et par conséquent déformé ; les points de repères fournis par les fiches sont seuls rapportés rigoureusement à leur véritable position ; le dessinateur, en se guidant sur ces jalons, qui peuvent d'ailleurs être nombreux, met aisément à leur place les circonvolutions et les sillons ; il est clair, toutefois, que cette restitution des formes ne peut jamais être parfaite. Si donc on se propose seulement de représenter la topographie cérébrale *d'un individu*, il est naturel de donner la préférence aux procédés graphiques.

On peut se demander toutefois quel est le degré d'utilité de ce portrait topographique. Si les rapports cérébro-crâniens étaient invariables ou seulement peu variables, le dessin fait sur un individu pourrait être montré ou publié comme un type, et il serait nécessaire que ce type fût dessiné d'après nature ; mais on sait qu'il n'en est rien ; on sait que beaucoup de rapports cérébro-crâniens présentent des oscillations extrêmement étendues, de sorte que la publication ou l'exhibition d'un dessin topographique individuel sera tout à fait trompeuse, si l'on n'y joint la mention expresse que ce dessin pourrait être tout différent. Choisira-t-on à cet effet, parmi les divers dessins dont on dispose, celui qui paraît s'écarter le moins des formes moyennes ? Mais combien de dessins ne faudra-t-il pas comparer entre eux, avant de connaître l'état moyen de chaque rapport, surtout avant de trouver un cas qui soit par hasard, dans toutes ses parties, exempt de toute excentricité ? En supposant même qu'on le trouve, on n'en sera jamais pleinement satisfait ; on regrettera que telle scissure ne soit pas un peu plus oblique, que telle autre ne soit pas un peu plus longue ; on voudrait que tel trait fût un peu plus haut, tel autre un peu plus bas. Il suffira sans doute, pour satisfaire à ces desiderata, d'introduire dans le dessin quelques corrections légères ; mais alors le dessin ne sera plus naturel, il deviendra schématique. C'est qu'en effet, si l'on veut obtenir, comme moyen de démonstration, une figure vraiment typique, on est obligé de recourir à un schéma sur lequel on reporte les positions et distances moyennes relevées sur un nombre suffisant de cas individuels.

Pour construire ce schéma, qui doit représenter la superposition de la surface crânienne et de la surface cérébrale, on fait d'abord le dessin complet de la première, puis, avant de dessiner l'autre, on détermine par des mensurations méthodiques la position des points du cerveau qui sont reconnus comme les plus significatifs ; enfin, lorsque ces divers points sont marqués, on groupe autour d'eux les éléments du second dessin, que l'on raccorde de manière à respecter la morphologie, tout en l'assujettissant aux exigences topographiques. Ce second dessin est nécessairement schématique ; quant au premier, on peut le faire d'après nature , en choisissant, parmi les crânes de la race, ou de la catégorie que l'on étudie, un spécimen convenable, dont il est d'ailleurs toujours permis de corriger certains détails.

L'exécution de ce schéma cranio-cérébral peut se faire aisément à l'aide des dessins fournis par les procédés graphiques, pourvu qu'ils soient suffisamment nombreux ; comme ils sont en grandeur naturelle, et orientés d'une manière identique, on détermine sur chacun d'eux, à l'aide d'un compas, les diverses distances horizontales ou verticales qui fixent la position des points caractéristiques ; et on prend la moyenne de chacune de ces distances pour la reporter proportionnellement sur le schéma. Cela ne souffre aucune difficulté, si ce n'est que l'exécution des nombreux dessins topographiques dont on prend ainsi la moyenne nécessite une énorme dépense de temps.

Or, les déterminations et mensurations faites sur le cerveau même à l'aide du procédé des fiches donnent, avec infiniment moins de travail, un résultat tout aussi exact ; les moyennes offrent même plus de sécurité, car on peut les faire reposer sur des séries beaucoup plus nombreuses. Il y a d'ailleurs ici, comme dans le cas précédent, une réduction proportionnelle à établir, pour que l'ensemble des dimensions moyennes obtenues s'accommode exactement avec les dimensions du dessin crânien sur lequel on établit le schéma du cerveau.

Dans l'un et l'autre cas, le schéma est obtenu en grandeur naturelle ; on peut ensuite, à l'aide du pantographe, le grandir pour le montrer dans un cours, ou le réduire pour le publier.

Ainsi, le principal avantage des procédés graphiques, qui consiste à représenter sur des dessins les rapports cérébro-crâniens, peut être réalisé aisément par le procédé des fiches ; il y a même un mode de représentation très-intéressant que ce dernier procédé permet seul de réaliser : c'est celui qui consiste à reproduire, sur le crâne même de l'individu étudié, le dessin noir ou polychrome de toutes les circonvolutions, de toutes les scissures et sillons de son cerveau.

La supériorité du procédé des fiches dans les recherches anthropologiques ressort du parallèle que je viens d'établir entre les divers procédés topographiques. Mais je suis bien loin de méconnaître l'intérêt et l'utilité des procédés graphiques. Il est heureux que des recherches de cette importance puissent être contrôlées, car la concordance de résultats obtenus par des voies diverses est la meilleure garantie de l'exactitude. MM. Landzert et Turner ont donc rendu un vrai service à la science par l'institution de leurs procédés, et M. Heftler mérite tout spécialement nos éloges pour la persévérance et le talent qu'il a montrés en exécutant dix dessins topographiques dans chacune des quatre *norma* du crâne. Rappelons, en outre, que cet auteur a eu le mérite d'entreprendre le premier et de mener à bonne fin un travail d'ensemble sur la topographie cérébrale.

Quelques mots enfin sur la valeur relative des deux procédés graphiques. Ils donnent l'un et l'autre des résultats parfaitement exacts, lorsqu'ils sont appliqués par des opérateurs habiles. Ils diffèrent peu sous le rapport de la difficulté et de la durée de l'exécution. Les lignes auxiliaires de M. Turner permettent de multiplier les repères topographiques et de donner plus de précision à la détermination de certains rapports ; mais, si l'on considère ce résultat comme avantageux, on peut très-bien l'obtenir au moyen du procédé de M. Landzert, en traçant sur le crâne, avant de le dessiner, les mêmes lignes auxiliaires. Le procédé de M. Turner est certainement plus simple que l'autre ; il n'exige, en fait d'instruments, que les scies variées dont se servent les anatomistes ; mais les nombreuses sections à l'aide desquelles on circonscrit successivement chacun des districts topographiques du crâne, afin d'enlever isolément chacune des pièces correspondantes, ne peuvent être faites que par la main d'un opérateur très-adroit, et l'exécution des dessins, quoique facilitée par les

lignes auxiliaires, reste toujours assez difficile. Le procédé de
M. Landzert exige l'opération préalable du moulage extérieur ;
c'est une complication gênante sans doute, mais qui procure un
avantage tout à fait décisif, car elle permet de donner à la tête,
dans les dessins successifs du crâne et du cerveau, une attitude
invariable, et d'exécuter ces dessins, à l'aide de l'appareil de
Lucæ, du diagraphe ou du dessinateur mécanique, avec une exactitude que l'artiste le plus habile ne saurait atteindre et avec une
rapidité qui compense largement la perte de temps nécessitée
par le moulage. Somme toute, je pense que le meilleur procédé
graphique est celui de M. Landzert.

§ 4. DESCRIPTION DU PROCÉDÉ DES FICHES ET DE SES DIVERSES
APPLICATIONS.

Je crois avoir établi, dans les deux paragraphes qui précèdent,
que le procédé des fiches est le seul qui réponde complétement
aux exigences de l'anthropologie. Il me paraît donc utile de le
décrire en détail, afin d'en faciliter et d'en régulariser l'application. On me pardonnera cet exposé minutieux, si l'on songe que
les procédés anthropologiques doivent être soumis à des règles
invariables. Il est impossible, en effet, qu'un observateur, quelque
laborieux qu'il soit, et quelque favorisé qu'il soit par les cir-
constances, puisse remplir à lui seul tout le programme des recherches anthropologiques. S'il n'y avait qu'une seule population à
étudier, on y parviendrait peut-être, quoique les cas anormaux
ne soient fournis que par le hasard ; mais l'occasion d'ouvrir des
corps de races étrangères ne s'offre que rarement à chaque anatomiste, et si l'on veut arriver à connaître les influences eth-
niques, il faut que l'on puisse grouper ensemble des faits recueillis
en des lieux et par des observateurs différents. Cela suppose que
les résultats sont exprimés en chiffres, car c'est sous cette forme
seulement qu'ils peuvent être régulièrement comparés ; dès lors,
il est nécessaire que le procédé de recherches soit parfaitement
uniforme.

Je décrirai d'abord le procédé des fiches dans sa généralité.
J'en indiquerai ensuite les diverses applications.

Après avoir enlevé les téguments et le péricrâne, on marque
au crayon chacun des points du crâne dont on se propose d'étudier les rapports. On a préparé d'avance de petites fiches de bois

bien sec, larges de 2 millimètres, et terminées en pointe à l'une
de leurs extrémités. Dans les recherches relatives à la topographie
des circonvolutions superficielles, on se sert de fiches longues de
2 à 3 centimètres; mais pour déterminer la position des parties
profondes, il faut employer des chevilles de 3 à 5 centimètres et
plus.

Lorsque les points que l'on explore sont peu nombreux et très-
espacés, il n'y a aucune précaution à prendre pour éviter de les
confondre entre eux. Mais, lorsqu'on les multiplie davantage, et
surtout lorsque quelques-uns d'entre eux sont très-rapprochés, il
faut, d'une part, en dresser la liste, et d'une autre part, distinguer
les fiches les unes des autres d'après leur longueur, leur couleur,
la nature du bois, etc.

On pratique alors, à l'aide d'un instrument quelconque, une
petite perforation sur chacun des points du crâne que l'on a marqués. Un simple poinçon suffit pour perforer ainsi les crânes
d'enfants. L'instrument le plus commode, sur les crânes d'adultes,
est le petit foret à hélice et à mèche d'acier, dont les ouvriers se
servent pour percer des trous dans les substances dures. Cet
outil, connu sous le nom de *drille*, se trouve à bas prix chez tous
les quincailliers. On choisit une mèche longue de 3 centimètres
environ et large de 2 à 2 millimètres et demi; on tourne rapidement, mais avec une pression très-modérée, pour éviter de fausser
la mèche et de décentrer l'instrument. En quelques secondes, on
a traversé toute l'épaisseur de la paroi crânienne; alors, la résistance cessant tout à coup, la mèche perce la dure-mère et s'enfonce jusqu'à la garde. On la retire, et on introduit à sa place
l'une des fiches de bois. Celle-ci s'engage dans le trou de la dure-
mère et on la pousse avec un stylet jusqu'à ce qu'elle ait entièrement disparu sous cette membrane. Ce temps de l'opération exige
quelque attention; si la cheville n'était pas entièrement dégagée
de la dure-mère, on pourrait l'arracher en enlevant cette membrane, et si, pour éviter cet inconvénient, on la poussait trop pro-
fondément, elle disparaîtrait dans la substance cérébrale, et il pourrait être difficile de la retrouver. Il faut donc, avant d'introduire
la cheville, mesurer avec le stylet l'épaisseur de l'os ; en ajoutant à cette épaisseur 2 millimètres pour les membranes, on détermine la profondeur à laquelle le stylet qui pousse la cheville doit
être enfoncé.

Lorsque le crâne est épais, le canal osseux dans lequel on

engage la cheville est assez long pour la maintenir dans la bonne
direction. Mais chez les sujets dont le crâne est mince, et parti-
culièrement chez les enfants, la fiche peut manquer le trou de
la dure-mère et glisser entre cette membrane fibreuse et la paroi
crânienne, ou ne pénétrer qu'obliquement dans le cerveau. On
évite cet inconvénient en explorant le trajet avec le stylet avant
d'enfoncer la cheville, et en maintenant attentivement celle-ci
dans une direction exactement perpendiculaire à la surface du
crâne.

Les perforations ne doivent jamais être faites sur la ligne
médiane, qui correspond au sinus longitudinal supérieur; il faut
donc, pour atteindre les hémisphères près de leur bord interne,
enfoncer les chevilles à 15 millimètres de la ligne médiane.

Lorsque toutes les chevilles sont en place, on ouvre le crâne à
la scie en faisant passer la coupe circulaire aussi bas que possible. Chez l'adulte, on peut recourir au procédé ordinaire en
faisant sauter la calotte ; mais chez les enfants encore jeunes et
souvent même jusqu'à l'âge de huit et dix ans, l'adhérence de la
dure-mère sur les sutures est tellement forte, que les tractions
exercées sur la calotte compriment, déforment et déchirent le
cerveau avant de la détacher; il faut donc, après avoir achevé
le trait de scie, couper circulairement la dure-mère d'abord à la
base du front, puis sur les côtés; on enlève alors à la fois le cerveau, la dure-mère de la voûte, la faux du cerveau et la calotte
crânienne, en suivant d'avant en arrière la base du cerveau, comme
dans l'extraction ordinaire. Cela fait, il ne reste plus qu'à retourner
la pièce, et à extraire doucement le cerveau de la calotte. Ce procédé d'extraction, nécessaire chez les enfants, est parfaitement
applicable chez les adultes ; je le préfère, pour ma part, au procédé ordinaire.

Le cerveau, une fois extrait, est placé sur la table, à côté de
la calotte, et on va à la recherche des fiches qui correspondent
respectivement aux diverses perforations de la paroi crânienne.

Cette recherche doit se faire d'abord avant l'ablation de la pie-
mère, car souvent la fiche est encore en partie engagée dans
l'épaisseur de cette membrane; c'est ce qui arrive surtout lorsqu'elle a pénétré dans un sillon ou dans une scissure, et on ris-
querait alors de l'entraîner en enlevant la pie-mère.

Lorsque les fiches ont été introduites avec un soin suffisant, on
les retrouve pour la plupart sans difficulté. Mais celles sur les-

quelles on a exercé, sans le vouloir, une certaine pression pendant l'extraction du cerveau, peuvent n'être plus apparentes à l'extérieur, et il faut un certain soin pour les retrouver. On sait d'ailleurs approximativement, d'après la position des perforations du crâne, quelle doit être la position des chevilles correspondantes. En examinant en cet endroit la surface du cerveau, après l'ablation de la pie-mère, on y aperçoit le trou fait par la cheville, et d'ailleurs, une légère pression faite avec la pulpe du doigt permet de sentir la résistance du bois. Il est facile alors de ramener la fiche à l'extérieur, à l'aide d'une pince fine introduite dans le trou du cerveau.

En procédant ainsi, on retrouve ordinairement toutes les chevilles; si toutefois l'une d'elles s'était perdue, on y suppléerait aisément à l'aide des autres, car il suffit, à la rigueur, de trois points disposés en triangle pour en déterminer un quatrième, puis un cinquième, et ainsi de suite.

Les fiches doivent rester en place pendant toute la durée de l'observation. On les retire à demi pour qu'elles soient plus apparentes.

Par suite de l'ablation de la pie-mère, les sillons cérébraux se sont écartés, et l'hémisphère, quoique attenant toujours au reste de l'encéphale, s'est notablement étalé. On lui rend à peu près sa forme et ses dimensions en repliant au-dessous de lui un linge épais, de manière à soulever ses deux extrémités, et en prenant pour modèle l'autre hémisphère, dont la pie-mère est encore en place et dont la forme est peu altérée. Malgré cette précaution, la surface du cerveau reste encore un peu plus étalée, et par conséquent un peu plus grande qu'elle ne l'était dans le crâne, de sorte que les mesures que l'on y prendra seront un peu accrues : mais la surface *extérieure* du crâne, avec laquelle on se propose de la comparer, est, elle aussi, un peu plus grande que la surface du cerveau encore en place; il en résulte que les distances comprises entre les fiches cérébrales ne diffèrent pas ou ne diffèrent que très-peu des distances comprises entre les trous extérieurs du crâne, et que les mesures prises sur le cerveau peuvent être, sans erreur notable, reportées sur le crâne, sans recourir aux réductions proportionnelles, qui seraient nécessaires toutefois, si l'on n'avait pas su s'opposer à la déformation de l'hémisphère.

Les fiches représentant sur le cerveau la position des principaux points de la paroi crânienne, il suffit, pour déterminer les rapports d'un point quelconque du cerveau, de mesurer en milli-mètres la distance qui les sépare de telle ou telle fiche : mais pour que ces mensurations aient une signification réelle, il est indispensable qu'elles soient faites suivant des directions fixes. Les lignes non orientées seraient tout à fait trompeuses. On ne prendra donc que des distances *longitudinales*, et des distances *transversales*. Les premières se mesurent dans des plans paral-lèles au plan médian de la tête. Les autres sont comprises dans des plans perpendiculaires à ce plan médian, sur des arcs trans-versaux qui partent du bord supérieur et médian de l'hémisphère et se portent de là vers le bord inférieur et externe, et dont la direction, presque horizontale en haut, devient à peu près verti-cale en bas. Les distances transversales n'expriment donc pas nécessairement l'idée de *largeur* ; celles qui sont prises sur les côtés de la tête expriment au contraire l'idée de *hauteur*.

Les petites plaies qui résultent de l'introduction des fiches, ne gâtent en rien le cerveau et ne nuisent ni à l'étude ni à la conser-vation de cet organe ; d'un autre côté, les petites perforations de la voûte osseuse ne détériorent nullement le crâne, double avantage que l'on apprécie surtout lorsqu'on a l'occasion d'étu-dier des individus appartenant à des races étrangères ou des sujets atteints d'anomalies cérébrales ou de déformations crâniennes, car dans ces cas on doit rejeter toute recher-che qui entraînerait la mutilation du crâne ou celle du cer-veau.

Le nombre et la position des fiches varient suivant le but que l'on se propose d'atteindre. Il peut convenir à un observateur de limiter ses recherches à l'étude d'une région particulière, ou même d'un point tout spécial ; alors, il n'a besoin de pratiquer qu'une ou deux perforations ; si, par exemple, on veut seulement déterminer la position et la direction de la scissure de Rolando, pour connaître les limites du lobe frontal, il suffit d'enfoncer deux fiches dans la suture coronale, l'une à son extrémité inférieure, l'autre près du bregma, et de mesurer des distances longitudinales, l'une rolando-coronale supérieure (Cr), l'autre rolando-coronale inférieure ($r''k$) (voir fig. 4, p. 37). Si l'on veut en outre con-naître la position de la scissure occipitale externe, qui limite le lobe occipital, une troisième cheville, enfoncée dans la partie su-périeure de la lambdoïde, devient nécessaire. Enfin une qua-trième perforation, pratiquée sur le point culminant de la suture écailleuse, permet de déterminer, par une mesure transversale, qui est ici une hauteur, la position de la scissure de Sylvius.

Ces quatre fiches suffisent parfaitement lorsqu'on se propose seulement de constater les limites des lobes de l'hémisphère. Les points de repère qu'elles fournissent permettent même de déterminer ensuite par des mesures longitudinales ou transversales la position de tout autre point, soit du crâne, soit du cerveau, et d'obtenir ainsi point par point toute la topographie cranio-cérébrale. Mais ces déterminations successives seraient laborieuses : il est plus simple, plus sûr et surtout plus prompt de les faire directement à l'aide de nouvelles perforations ; on y gagne beaucoup de temps, car, lorsqu'on se sert du drille, l'introduction de chaque fiche se fait en quelques secondes.

Le plan à suivre dans les recherches partielles varie donc suivant la nature des questions spéciales que l'on veut étudier. Mais les recherches d'ensemble sont celles qui ont le plus d'importance, et, si l'on veut qu'elles soient comparables entre elles, conformément aux exigences de l'anthropologie, il faut qu'elles soient faites suivant des règles précises et uniformes. Le plan que j'ai adopté dans mes recherches me paraissant répondre à tous les besoins, je crois pouvoir le recommander aux observateurs, après en avoir mainte fois constaté les avantages.

Les divisions naturelles de la surface du crâne sont établies par les lignes des sutures. D'un autre côté, les divisions naturelles de la surface de l'hémisphère sont établies par des dépressions étroites et profondes qui portent le nom de *scissures* lorsqu'elles séparent les lobes, et de *sillons* lorsqu'elles séparent deux circonvolutions voisines (1).

L'étude topographique consiste donc à déterminer la situation des scissures et des sillons par rapport aux sutures crâniennes,

---

(1) Il y a à distinguer les *sillons primaires* qui limitent les *circonvolutions proprement dites* ou fondamentales, et les *sillons secondaires* ou accessoires qui subdivisent plus ou moins certaines circonvolutions. Les sillons primaires sont constants, tandis que les sillons secondaires sont extrêmement variables, non-seulement d'individu à individu, mais encore d'un hémisphère à l'autre. Les sillons secondaires, n'étant assujettis à aucune règle ni quant à leur nombre, ni quant à leur disposition, ne peuvent donner lieu à aucune détermination topographique. Nous n'avons donc pas à nous en occuper, et les sillons dont il est question dans le texte sont les sillons primaires.

et on y parvient en reportant sur la surface du cerveau les points les plus propres à indiquer la position des sutures.

La partie la plus essentielle de cette étude est celle qui concerne la limitation des lobes. La recherche des rapports de chaque circonvolution en particulier est un complément intéressant, mais non indispensable. Je parlerai donc d'abord de la topographie des scissures; j'ajouterai ensuite quelques indications sur la topographie des sillons.

1º *Topographie des scissures.* Les scissures de la surface convexe de l'hémisphère sont au nombre de trois : 1º la scissure de Rolando, *r, r', r''*, qui sépare le lobe frontal du lobe pariétal ; 2º la scissure occipitale externe, *o, o'*, qui sépare le lobe pariétal du lobe occipital ; 3º la scissure de Sylvius, *s, s', s''*, qui sépare le lobe temporal du frontal et du pariétal, et au fond de laquelle est caché le cinquième lobe, celui de l'insula (1).

Six fiches suffisent pour déterminer la position de ces trois scissures, savoir : *trois fiches coronales, deux fiches lambdoïdiennes et une fiche temporale.*

Les trois fiches coronales, C, C' C'', se placent de la manière suivante : la première, C, fiche coronale supérieure ou bregmatique, pénètre dans la suture coronale à 15 millimètres environ de la ligne médiane, pour éviter le sinus longitudinal supérieur ; la troisième, C'', fiche coronale inférieure ou ptérique correspond à l'extrémité inférieure de cette suture, à l'union du frontal, du pariétal et de la ptère (grande aile du sphénoïde), dans la région désignée sous le nom de *ptérion.* Quant à la seconde fiche coronale, C', elle se place dans le point appelé *stéphanion*, et se nomme la fiche stéphanique ou coronale moyenne (2).

Le stéphanion est un point anatomique parfaitement déterminé ; c'est le point où la ligne courbe temporale supérieure du pariétal croise obliquement la suture coronale pour se continuer sur le

(1) Il n'est question ici que de la partie antéro-postérieure de la scissure de Sylvius; la partie transversale ou inférieure de cette scissure appartient à la face inférieure du cerveau, où elle correspond au bord postérieur de la petite aile du sphénoïde.

(2) Les mots *ptérion, stéphanion*, ainsi que les mots *astérion* et *obélion*, dont il sera question plus loin, font partie de la nomenclature adoptée dans les *Instructions craniologiques de la Société d'anthropologie.* Paris, 1875, 1 vol. in-8º de 204 pages, avec figures, planches et tableaux. Voir surtout p. 25 et p. 31. Voir aussi mon mémoire sur *l'Ostéologie du crâne et la nomenclature craniologique,* dans *Bull. de la Soc. d'anthrop.,* 1875, p. 349-369.

frontal avec la crête temporale. A ce niveau, la disposition de la suture coronale change subitement ; cette suture, toujours plus ou

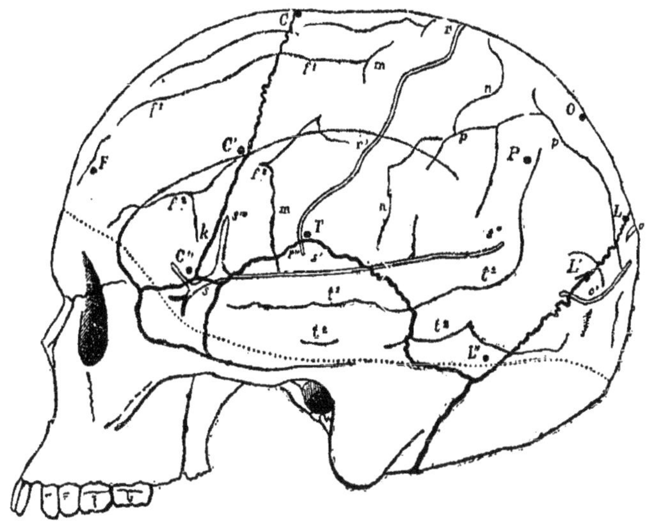

Fig. 4. — Topographie cérébrale d'un nègre de l'Afrique orientale (région égyptienne). Environ quarante ans. Demi-grandeur. Les gros traits représentent les sutures et la ligne temporale. La ligne ponctuée représente la limite inférieure de l'hémisphère. Les scissures cérébrales sont indiquées par des lignes doubles, et les sillons par des lignes simples. On a marqué tous les sillons primaires. On a omis, pour la clarté du dessin, la plupart des sillons secondaires. Les lettres majuscules indiquent la position des fiches. Les petites lettres indiquent les scissures et les sillons.

C, C', C'', fiches coronales : C, bregmatique ; C', stéphanique ; C'', ptérique ; — L, L', L'', fiches lambdoïdiennes ; L, interne ; L', moyenne ; L'', externe ou astérique ; — T, fiche temporale ; F, frontale ; P, pariétale ; O, obélique.

Scissures : r, r', r'', scissure de Rolando ; o, o', scissure occipitale externe ; s, s', s'', scissure de Sylvius ; s''', branche ascendante de la scissure de Sylvius.

Sillons : f^1, premier sillon frontal, séparant la première circonvolution frontale de la seconde ; f^2, second sillon frontal, séparant la seconde frontale de la troisième ; p, sillon pariétal, séparant la première circonvolution pariétale de la seconde ; t_1, premier sillon temporal ou scissure parallèle ; t_2, second sillon temporal ; m, m, sillon pré-rolandique, limitant en avant la circonvolution frontale ascendante ; chez ce sujet le sillon pré-rolandique descend jusqu'à la scissure de Sylvius ; n, n, sillon post-rolandique, limitant en arrière la circonvolution pariétale ascendante.

moins compliquée au-dessus du stéphanion, devient tout à coup très-simple et presque linéaire en descendant vers le ptérion.

La flèche bregmatique, C, pénètre constamment dans la première circonvolution frontale, et la flèche ptérique dans la troisième, immédiatement en avant de la scissure de Sylvius. Quant à la flèche stéphanique, C', elle correspond à peu près, chez l'adulte, à la limite de la deuxième et de la troisième circonvolution frontale.

Les deux flèches lambdoïdiennes, L, L', se placent dans la suture lambdoïde, la première à 15 millimètres de la ligne médiane, la seconde sur le milieu de cette suture, c'est-à-dire à égale distance du lambda, où elle commence sur la ligne médiane, et de l'*astérion*, où elle se termine sur l'angle externe de l'occipital.

La flèche temporale enfin, T, se place sur le point culminant de la suture écailleuse.

Cela posé, la situation de la scissure de Rolando se détermine par rapport aux flèches coronales, celle de la scissure occipitale par rapport aux flèches lambdoïdiennes, celle de la scissure de Sylvius par rapport à la flèche temporale et à la flèche coronale inférieure ou ptérique.

a. La position de la *scissure de Rolando* est fixée par la mensuration millimétrique de trois distances *longitudinales*, savoir :

Distance rolando-bregmatique...................... Cr.
— rolando-stéphanique..................... Cr'.
— rolando-coronale inférieure............... $r''k$.

Tous les points de la scissure de Rolando étant constamment situés en arrière de la suture coronale, ces distances sont toujours dans le même sens, et il est dès lors inutile de les affecter d'un signe positif ou négatif.

La distance Cr, qui est sans contredit la plus importante de toutes, pourrait donner lieu, si l'on n'y prenait garde, à de très-graves erreurs. C'est la distance comprise entre le bregma et la scissure de Rolando *sur le bord supérieur de l'hémisphère*. La flèche dite bregmatique n'est jamais située sur ce bord même, mais elle en est très-rapprochée et l'on peut toujours, sans aucune hésitation, placer l'une des pointes du compas sur le vrai bregma de l'hémisphère. De ce côté, il n'y a aucune difficulté ; ce qui demande quelque attention, c'est la recherche du point r, c'est-à-dire de l'extrémité supérieure de la scissure de Rolando. Lorsque celle-ci n'atteint pas tout à fait le bord de l'hémisphère (ce qui est d'ailleurs assez rare), ou lorsqu'elle se termine exactement sur ce bord (ce qui est beaucoup plus commun), la seconde branche du compas s'applique sur l'extrémité même de la scissure; mais il arrive très-souvent que la scissure, parvenue au bord de l'hémisphère, suivant une direction presque transversale — quoique toujours un peu oblique — se réfléchit brusquement, devient antéro-postérieure et se prolonge sur ce bord dans une étendue qui peut varier de 1 à 2 et même 3 centimètres. Or ce prolongement horizontal, tantôt nul, tantôt très-long, reporte l'origine de la scissure de Rolando bien en arrière de la limite du lobe frontal, de sorte que, si l'on plaçait le compas sur l'origine même de la scissure, on ajouterait au lobe frontal, aux dépens du lobe pariétal, une longueur très-variable, et souvent très-considérable. C'est cette erreur qu'il s'agit d'éviter ; on y parvient d'ailleurs très-aisément, en faisant aboutir la distance rolando-bregmatique sur le point où la scissure de Rolando se détache du bord de l'hémisphère. Quant au prolongement horizontal de la scissure, on peut, si l'on veut, le mesurer, en le désignant par exemple sous le nom de rr ; mais cette mesure n'est pas indispensable ; elle a toutefois l'avantage de donner plus de valeur à l'observation, en prouvant qu'on n'a rien négligé pour obtenir correctement la distance Cr.

La distance $C'r'$ part directement de la fiche stéphanique, et se mesure suivant une ligne horizontale antéro-postérieure, menée de ce point jusqu'à la scissure de Rolando.

La troisième distance, $r''k$, que j'appelle rolando-coronale inférieure, sert à déterminer la position du point r'', où se termine la scissure de Rolando. C'est la longueur d'une ligne horizontale tirée de ce point jusqu'à la rencontre de la suture coronale ; elle n'aboutit ni à la fiche stéphanique C', qui, chez l'adulte, est située plus haut, ni à la fiche ptérique C'', qui est toujours située plus bas ; mais on sait qu'entre ces deux fiches la direction de la suture coronale est à peu près rectiligne, de sorte qu'un fil tendu de l'une à l'autre donne sans erreur la ligne de la suture. Il est donc facile de trouver la position du point k (qui varie suivant les sujets) et de mesurer la distance $r''k$, qui indique l'étendue du lobe frontal en arrière de la partie inférieure de l'écaille de l'os frontal. Cette mesure, comparée à la mesure Cr, qui est toujours beaucoup plus longue, fait connaître le degré d'obliquité de la scissure de Rolando. Quant à la mesure intermédiaire $C'r'$, elle pourrait, au premier abord, paraître superflue ; elle a cependant son utilité, attendu que la scissure de Rolando n'est pas rectiligne ; elle décrit ordinairement vers le niveau de la ligne $C'r'$, qui correspond à l'origine de la seconde circonvolution frontale, une flexuosité assez prononcée, à convexité antérieure, de sorte que la distance $C'r'$ peut quelquefois devenir moindre que la distance $r''k$.

La position du point r'' n'est pas complétement déterminée par la mensuration de la distance horizontale $r''k$; on sait par là jusqu'où s'avance l'extrémité inférieure de la scissure de Rolando, mais on ne sait pas encore jusqu'où elle descend. Cette notion pourrait être obtenue à l'aide d'une mesure transversale donnant la hauteur du point r'' au-dessus d'une horizontale menée par la fiche ptérique C'' ; mais cela n'est pas nécessaire, car on déterminera tout à l'heure la position de la scissure de Sylvius, qui, comme on sait, passe à quelques millimètres au-dessous de la terminaison de la scissure de Rolando.

b. La scissure occipitale externe correspond assez ordinairement chez les adultes de notre race à la suture lambdoïde, à quelques millimètres près ; toutefois elle peut s'en écarter davantage soit en dessus, soit en dessous. On la détermine à l'aide de deux distances *longitudinales*, savoir :

$$\text{Distance occipito-lambdoïdienne interne} \dots\dots \pm \text{Lo.}$$
$$\text{—} \qquad \text{—} \qquad \text{externe} \dots\dots \pm \text{L'}o'.$$

On emploie le signe $+$ lorsque la scissure est en avant de la suture, et le signe $-$ lorsqu'elle est en arrière. Quoique la suture et la scissure soient en général à peu près parallèles, il peut arriver qu'elles ne le soient pas exactement, et que les deux distances Lo, $L'o'$ ne soient ni égales ni de même signe. Chez les jeunes enfants, la distance Lo est presque toujours positive ; elle l'est en outre très-souvent chez les individus des races inférieures.

La difficulté de cette détermination résulte des deux plis de passage qui interrompent la scissure occipitale externe, et qui souvent la masquent en grande partie. Lorsque l'un des plis de passage est profond, ce qui n'est pas rare, et surtout lorsqu'ils le sont tous deux, ce qui est tout à fait exceptionnel, la scissure est très-apparente ; mais le plus souvent ils sont l'un et l'autre superficiels, et il faut quelque attention pour reconnaître la position de la scissure : on cherche d'abord sur la face interne de l'hémisphère la scissure occipitale interne, qui est toujours très-manifeste ; le point où elle aboutit sur le bord interne de l'hémisphère marque très-nettement le commencement de la scissure occipitale externe. Celle-ci est bientôt interrompue par le premier pli de passage, puis par le second, qui tantôt est adossé au premier et tantôt en est séparé par un certain intervalle : dans ce dernier cas, la scissure occipitale reparaît entre les deux plis ; dans l'autre cas, elle ne reparaît qu'en dehors du second, après quoi elle s'arrête définitivement sur le troisième pli de passage. C'est ce défaut de fixité de la partie externe de la scissure en question qui en rend la détermination difficile ; mais on la retrouve toujours en examinant attentivement la surface du cerveau sur le trajet (ou très-près du trajet) d'une ligne transversale menée perpendiculairement au bord interne de l'hémisphère, à partir du point où la scissure occipitale externe vient y aboutir. Si l'on ne tenait pas compte de ces indications, on serait souvent exposé à reporter trop en avant l'origine de la scissure occipitale externe ; il arrive, en effet, dans beaucoup de cas, que le premier pli de passage décrit une sinuosité oblique, au-dessus de laquelle la partie interne de cette scissure s'avance obliquement de 1 à 2 centimètres dans le lobe pariétal. Il faut donc savoir que ce n'est pas dans ce prolongement, mais à son origine sur le bord interne de l'hémisphère, que doit aboutir l'extrémité interne de la scissure occipitale externe.

Les distances L*o* et L'*o*' sont des distances *longitudinales*, c'est-à-dire parallèles au bord interne de l'hémisphère ; *longitudinales*, ici, ne veut pas dire *horizontales*, car cette partie du bord de l'hémisphère se recourbe vers le bas. Nos deux distances L*o* et L'*o*' sont donc perpendiculaires à la direction de la suture lambdoïde LL'.

c. Il reste à déterminer la position de la *scissure de Sylvius*. La partie inférieure ou basilaire de cette scissure n'est pas en cause ici. Elle apparaît sur la face convexe de l'hémisphère à 4 ou 5 millimètres environ en arrière du point ptérique ; c'est donc là que nous placerons son origine. A ce niveau elle se bifurque en deux branches, l'une courte ou ascendante, l'autre longue ou antéro-postérieure.

La première s'élève dans un repli de la troisième circonvolution frontale : elle n'a plus l'importance qu'on lui attribuait à l'époque où l'on y plaçait la limite du lobe frontal ; mais elle a acquis un intérêt d'un autre ordre, depuis que l'on connaît le siége de la faculté du langage, car on sait aujourd'hui que cette faculté est localisée dans la partie de la troisième circonvolution frontale qui est située en arrière de la branche ascendante de la scissure de Sylvius. Il est facile de constater que cette branche ascendante coïncide assez exactement avec la partie inférieure de la suture coronale. La distance qui l'en sépare est au plus de quelques millimètres, et ce rapport est assez évident, surtout assez constant pour qu'il ne me paraisse pas indispensable de l'étudier au moyen de la mensuration.

Il importe, au contraire, beaucoup d'étudier la position et la direction très-variables de la branche antéro-postérieure de la scissure de Sylvius, s, s', s'', qui sépare le lobe temporal du lobe frontal et du lobe pariétal.

Le point d'origine de cette branche, s, est déjà connu ; on a vu qu'il est placé à 5 millimètres environ en arrière de la fiche ptérique (1) ; mais il s'agit de déterminer la direction de la scissure à l'aide d'un point s' pris sur son trajet. On obtient ce point en mesurant la *distance sylvio-temporale* Ts', distance transversale, qui est comprise entre la scissure et la fiche temporale T, et qui est ici une hauteur. Le point s' est tantôt situé au niveau même du point T, tantôt au-dessus, tantôt enfin au-dessous de lui ; la distance est nulle dans le premier cas, positive dans le second, négative dans le troisième.

La scissure de Sylvius étant à peu près rectiligne, les deux points s et s' en indiquent suffisamment la direction. Mais il reste à trouver la position du point s'', où elle se termine. Or, si l'on mène une ligne de la fiche stéphanique C' à la seconde fiche lambdoïdienne L', on voit que le point s'' est toujours situé à peu de chose près sur le trajet de cette ligne, qui d'ailleurs est à peu près longitudinale, de sorte que les deux lignes $C's''$ et $s''L'$ sont à peu près longitudinales aussi. On détermine donc la position du point s'' avec une approximation suffisante en mesurant la distance sylvio-stéphanique $C's''$ et la distance sylvio-lambdoïdienne $s''L'$.

Le tableau des distances à mesurer pour obtenir la position des

---

(1) Cette distance peut aller à 10 et même 15 millimètres chez les individus qui ont l'os frontal très-petit. Je l'ai vue s'élever à 15 millimètres chez un nègre.

trois scissures qui séparent les quatre lobes de la convexité des hémisphères est donc le suivant :

Distance	rolando-bregmatique............	Cr	longitudinale.
—	rolando-stéphanique............	$C'r'$	—
—	rolando-coronale inférieure......	$r''k$	—
—	occipito-lambdoïdienne interne...	$\pm Lo$	—
—	— externe...	$\pm L'o'$	—
—	sylvio-temporale................	$\pm Ts'$ transversale.
—	sylvio-stéphanique..............	$C's''$ longitudinale.
—	sylvio-lambdoïdienne............	$L's''$	—

Il faut joindre à ce tableau, pour compléter chaque observation, l'indication de l'âge, du sexe et de la race du sujet, la mesure du diamètre antéro-postérieur maximum du crâne, celle du diamètre transversal maximum, et enfin la longueur des trois parties de la courbe inio-frontale, savoir : la courbe frontale, la courbe pariétale et la courbe sous-occipitale (ou inio-lambdoïdienne).

L'indication de la longueur du prolongement horizontal de la scissure de Rolando (rr) n'est pas indispensable, mais j'ai dit plus haut qu'elle n'est pas sans utilité.

Les observations relatives à la topographie des scissures cérébrales, c'est-à-dire des lobes cérébraux, se trouvent ainsi ramenées à des chiffres rigoureux qui permettent de comparer les observations, de les grouper en séries et de prendre des moyennes correctes ; elles ont surtout l'avantage de rendre comparables entre eux les faits recueillis par des observateurs différents, ce qui est l'une des premières conditions des recherches anthropologiques.

2° *Topographie des sillons cérébraux.* Le procédé d'orientation que j'ai adopté pour constater la position des scissures permet de constater de la même manière la position des sillons cérébraux, et en général la position d'un point quelconque de la surface du cerveau. De même que, sur un plan, on détermine un point à l'aide d'une abscisse et d'une ordonnée, et que, sur une sphère, on détermine un point à l'aide d'une longitude et d'une latitude, de même, sur la surface d'un hémisphère où des fiches sont implantées, une mesure longitudinale et une mesure transversale donnent la position d'un point quelconque par rapport à la fiche la plus voisine ; je dis la plus voisine, parce que l'hémisphère est toujours déformé et que les effets de cette déformation croissent avec la distance des points que l'on considère.

Ce procédé est excellent lorsqu'on se propose d'obtenir un dessin topographique, comme on le verra tout à l'heure ; mais je doute qu'il soit avantageux de l'appliquer à une étude collective des sillons et à la recherche des moyennes. Les sillons, en effet, sont beaucoup plus variables que les scissures ; ils sont en outre très-souvent flexueux, et, si leur direction générale peut être appréciée, leur direction en un point donné échappe à toute règle. Dans ces conditions, des mensurations rigoureuses feraient perdre beaucoup de temps sans beaucoup de profit.

Je pense donc que l'étude complémentaire des sillons doit se limiter à l'étude d'un petit nombre de rapports. Il n'y a d'ailleurs, sur la surface crânienne, abstraction faite des sutures, déjà reportées sur la surface cérébrale par nos premières fiches, qu'un très-petit nombre de points ou de lignes anatomiques auxquels on puisse rapporter les circonvolutions subjacentes.

Il y a bien, sur l'occipital, une ligne courbe transversale, la *ligne occipitale*, qui s'étend de l'angle externe de l'occipital, ou *astérion*, à la protubérance occipitale, où *inion ;* mais il n'y a pas à chercher les rapports de cette ligne ; ils sont déjà connus, puisqu'on sait qu'elle correspond intérieurement à la tente du cervelet, c'est-à-dire à la limite du cerveau (1).

Il y a, en outre, à la base de l'os frontal, une ligne craniologique, *la ligne sous-orbitaire*, qui passe transversalement au-dessus des arcades orbitaires, et qui aboutit aux deux extrémités du *diamètre frontal minimum*. Cette ligne établit la démarcation entre le crâne cérébral et le crâne facial; elle donne donc la limite antérieure du cerveau, excepté sur la ligne médiane, où la circonvolution olfactive descend dans la fosse olfactive, à une profondeur qu'on reconnaît immédiatement sur le crâne sec, sans avoir besoin de l'étudier sur le cerveau même.

Après cette double élimination, on ne trouve plus sur le crâne que deux points qu'il soit utile de reporter sur le cerveau, savoir : le centre de la bosse frontale, F, et celui de la bosse pariétale, P.

Sur les jeunes enfants, ces deux points sont très-bien mar-

(1) La correspondance de la gouttière latérale de l'occipital, sur laquelle s'insère la tente, et de la ligne courbe occipitale supérieure n'est pas toujours parfaite, et on peut avoir le désir d'étudier les variations de ce rapport ; mais cette recherche peut se faire sur le crâne sec, et il est dès lors inutile d'en surcharger l'étude de la topographie cérébrale.

qués ; il y a en outre quelques crânes d'adultes sur lesquels on les retrouve assez approximativement ; mais le plus souvent leur position reste indécise à plusieurs millimètres près, et souvent même à un centimètre près. Pour ce qui concerne la bosse frontale, l'incertitude est ordinairement assez limitée : cette bosse est rarement tout à fait effacée ; elle s'annonce par une courbure plus forte, dont on peut marquer le centre sans courir la chance de se tromper de plus de 4 à 5 millimètres : mais la bosse pariétale est souvent tout à fait nulle, et plus souvent encore, quoique apparente, elle est tellement vague, surtout dans le sens antéro-postérieur, que, si l'on n'avait recours à une ligne auxiliaire, on devrait renoncer à y marquer un point de repère.

Pour obtenir cette ligne auxiliaire, on cherche sur la suture sagittale le point le plus élevé de la petite région spéciale que j'ai décrite sous le nom d'*obélion* (1). Lorsque les bosses pariétales sont bien accusées, elles se trouvent assez exactement sur le trajet d'une ligne menée par ce point, perpendiculairement à la suture sagittale ; par conséquent, lorsqu'elles ne sont pas apparentes, on est certain de ne pas se tromper beaucoup en les supposant placées sur cette ligne. L'incertitude est ainsi considérablement diminuée, puisque ce n'est plus sur une grande surface, mais seulement sur une ligne, que la recherche doit se faire. Rappelons maintenant que la bosse pariétale est toujours située au-dessus de la ligne courbe temporale supérieure du pariétal, ligne qui, à ce niveau, n'est pas toujours bien visible sur le crâne sec, mais qui, sur le crâne frais, est toujours indiquée par l'insertion de l'aponévrose temporale. On examine donc la ligne transversale de l'obélion au-dessus du point où elle vient couper la ligne courbe temporale *supérieure* du pariétal, et on y marque, comme le centre probable de la bosse pariétale, le point où la courbure est la plus forte.

L'étude complémentaire des sillons cérébraux se fait à l'aide des deux fiches F et P, placées sur le centre des deux bosses frontale et pariétale ; ces deux fiches sont à la rigueur suffisantes ; toutefois il est commode de placer en outre une fiche O au niveau du point le plus élevé de l'obélion, puisque c'est à l'aide de ce

---

(1) Voir *Instructions craniologiques*, p. 25 ; voir en outre mon mémoire *Sur les trous pariétaux*, dans *Bull. de la Société d'anthropologie*, 1875, p. 329, et mon mémoire sur *la Nomenclature craniologique*, même volume, p. 356.

dernier point que l'on est obligé, dans beaucoup de cas, de déterminer la position du point pariétal.

Cela posé, quels sont les sillons dont on peut étudier les rapports topographiques? J'ai déjà dit qu'il ne peut être question des sillons secondaires, mais seulement des sillons primaires, qui séparent les unes des autres les circonvolutions fondamentales; or, ces circonvolutions sont en assez petit nombre et plusieurs d'entre elles sont déjà connues, par cela seul que l'on connaît la position des scissures.

Ainsi, connaissant la situation de la scissure de Rolando, on met aussitôt en place la circonvolution frontale transverse et la circonvolution pariétale transverse (premier et deuxième plis ascendants), parce que ces deux circonvolutions bordent le sillon de Rolando.

De même, connaissant la scissure de Sylvius, on connaît très-bien la position de la première circonvolution temporale qui la longe, et aussi celle de la seconde temporale, qui est exactement parallèle à la première, n'en étant séparée que par le *sillon sous-sylvien* ou *scissure parallèle* de Gratiolet. La largeur de la première circonvolution temporale, comprise entre la scissure de Sylvius et la scissure parallèle, est peu variable; on peut, néanmoins, si l'on veut, la mesurer au compas, et alors la position de la seconde circonvolution temporale sera tout à fait certaine. Quant à la troisième circonvolution temporale, qui est parallèle aux deux précédentes, il n'est pas nécessaire de s'en occuper, car on sait que cette circonvolution forme le bord externe de l'hémisphère, et qu'elle correspond par conséquent à la base de l'écaille temporale.

Mais il reste à déterminer la position des trois circonvolutions frontales et des deux circonvolutions pariétales.

Les trois circonvolutions frontales, numérotées de 1 à 3, naissent en arrière sur la frontale transverse et de là se portent vers l'extrémité antérieure du cerveau, suivant une direction longitudinale. La première frontale longe le bord interne de l'hémisphère; la troisième repose sur la partie antérieure de la scissure de Sylvius; la seconde est comprise entre les deux précédentes, dont elle est séparée par deux sillons longitudinaux que nous appellerons f^1 et f^2 (voir la figure 4, p. 37). Il suffit donc de connaître la position de ces deux sillons pour connaître la position des trois circonvolutions frontales. Le premier, quoique interrompu par une et quelquefois par deux anastomoses, est toujours facile à reconnaître jusqu'à l'extrémité antérieure de l'hémisphère ; il est d'ailleurs presque rectiligne, et facilement accessible aux mensurations. Le second, plus tortueux, plus interrompu, beaucoup moins net, et surtout beaucoup plus variable, donne des mesures moins certaines.

On détermine la position de ces deux sillons à l'aide de la flèche de la bosse frontale F. On mesure la distance Ff^1 comprise entre la flèche F et le sillon f^1 : la flèche F tombe le plus souvent sur la deuxième circonvolution frontale : on donne alors à la mesure Ff^1 le signe + ; on lui donne le signe — lorsque la flèche a pénétré dans la première circonvolution ; enfin, le chiffre zéro indique que la flèche est entrée directement dans le sillon (ce qui est assez commun).

La mesure Ff^2, qui s'exprime sans signe, parce qu'elle est toujours prise dans le même sens, donne la distance de la flèche frontale au second sillon frontal ; cette mesure, comme je viens de le dire, manque de précision ; elle permet toutefois de reconnaître que le second sillon frontal correspond presque toujours d'une manière assez exacte à la crête temporale de l'os frontal. J'ai déjà dit que, plus en arrière, ce sillon passe à peu près sous le stéphanion.

Les deux circonvolutions pariétales, *première* et *seconde*, naissent en avant sur la pariétale transverse et se dirigent d'avant en arrière : la première, ou supérieure, longe le bord interne de l'hémisphère, jusqu'à la scissure occipitale externe, qu'elle franchit sur le premier pli de passage ; la seconde, ou inférieure, longe le bord supérieur de la scissure de Sylvius, en arrière de laquelle elle se recourbe et se divise en deux parties pour se continuer d'une part avec la première temporale, et d'une autre part, par le second pli de passage, avec la seconde circonvolution occipitale.

Entre ces deux circonvolutions pariétales existe le *sillon pariétal*, sillon profond, longitudinal, quoique un peu oblique en arrière et en dedans, quelquefois interrompu par un pont, souvent étendu sans interruption jusqu'à la scissure occipitale (souvent même ce sillon se prolonge à travers la scissure occipitale jusque près de la pointe du lobe occipital, de manière à séparer la première circonvolution occipitale de la seconde). Nous désignerons ce sillon pariétal sous le nom de *p*, et nous en déterminerons la position, par rapport à la fiche pariétale P, à l'aide de la mesure Pp, prise sur une ligne menée de cette fiche P à la fiche de l'obélion, O.

La fiche pariétale tombe à peu près constamment en dehors du sillon pariétal. Il n'est pas impossible toutefois qu'elle tombe en dedans, sur la première circonvolution pariétale. Si ce cas se présentait, on donnerait à la mesure Pp le signe —, mais il est à coup sûr très-exceptionnel, de sorte qu'il est inutile d'employer le signe +. On peut donc convenir que l'absence de signe indique une valeur positive.

Les circonvolutions occipitales sont trop étroites et trop peu importantes pour mériter de donner lieu à des recherches topographiques spéciales. On peut, d'ailleurs, en obtenir approximativement la position à l'aide des données précédentes. Le sillon longitudinal qui sépare la première circonvolution occipitale de la seconde, se trouve en effet sur le prolongement de la ligne qui indique le trajet du sillon pariétal p, et on sait, d'autre part, qu'il va aboutir à la pointe du lobe occipital. Si donc, du point p déjà reporté sur le crâne, on mène une ligne oblique aboutissant à l'*inion*, cette ligne représentera à la fois, sur l'os pariétal, le sillon pariétal p, qui sépare la première circonvolution pariétale de la seconde, et sur l'os occipital le sillon occipital, qui sépare la première circonvolution occipitale de la seconde.

Ainsi, il suffit d'ajouter aux six fiches des sutures les trois fiches de la bosse frontale, de la bosse pariétale et de l'obélion pour mettre en place tous les sillons primaires, et par conséquent toutes les circonvolutions de la face externe de l'hémisphère.

3° *Dessins topographiques.* J'ai déjà dit que les dessins topographiques, qui sont la base nécessaire de toute recherche faite suivant les procédés graphiques, ne jouent aucun rôle dans les recherches faites suivant le procédé des fiches. C'est l'avantage principal de ce dernier procédé, de ne pas exiger l'intervention de dessins compliqués, dont l'exécution impose à l'observateur une très-grande perte de temps. Mais l'utilité des dessins topographiques, comme moyen de démonstration, est incontestable, et sous ce rapport, comme on va le voir, le procédé des fiches répond à tous les besoins.

Ces dessins peuvent être de deux ordres : ils peuvent être schématiques, ou d'après nature.

Les dessins schématiques sont destinés à représenter l'état moyen des rapports cérébro-crâniens qui ont été constatés sur une série d'individus. J'ai dit plus haut de quelle manière on les obtient ; j'ai montré en même temps que le procédé des fiches en facilite beaucoup l'exécution (voir plus haut, p. 28). Je n'y reviendrai donc pas ici ; je ne parlerai que des dessins individuels, faits d'après nature.

Le procédé des fiches permet de les obtenir sous deux formes bien différentes, soit sur un plan, soit sur le relief du crâne.

1° *Dessins plans.* On dessine d'abord, par un procédé quelconque, suivant la norma que l'on a choisie, la surface du crâne de l'individu mis à l'étude. Sur cette surface, on marque la position des fiches. Les six fiches des sutures et les trois fiches complémentaires destinées à l'étude des sillons cérébraux pourraient parfaitement suffire ; il y a avantage toutefois à enfoncer une dixième fiche dans l'angle postérieur et inférieur du pariétal, à 1 centimètre environ au-dessus de *l'astérion.* (Si l'on enfonçait la fiche astérique dans l'astérion même, on n'atteindrait pas le cerveau, on tomberait entre le cerveau et le cervelet.)

En se guidant sur les fiches et en marquant les distances, on reporte sur le dessin crânien tous les points significatifs de la surface du cerveau. Toutefois, comme le dessin est plan, tandis que le crâne et le cerveau sont convexes, les distances doivent être réduites proportionnellement aux raccourcis de la perspective ou des projections ; le degré de cette réduction est indiqué dans chaque région par la comparaison des distances réelles, comprises entre les fiches de la région, et des distances apparentes, mesurées sur le dessin entre ces mêmes fiches.

Pour dessiner une scissure, on en marque l'origine et la terminaison ; au besoin, si elle est onduleuse, on marque un ou deux points sur son trajet ; alors on la dessine en prenant le cerveau pour modèle, de manière à reproduire entre les points marqués les détails de conformation de la scissure.

On dessine d'abord les scissures, puis les sillons primaires, et sur ce canevas on inscrit ensuite aisément jusqu'aux moindres détails des sillons et plis secondaires.

Ces dessins n'ont pas l'exactitude absolue de ceux que donne le procédé de Landzert, mais ils sont tout aussi précis que ceux du procédé de Turner.

2° *Dessins sur le relief du crâne.* Voici maintenant une espèce de dessin qui ne peut être obtenue que par le procédé des fiches, et qui constitue en faveur de ce procédé une supériorité tout à fait hors ligne. Les dessins plans ne montrent bien que la partie centrale de la surface qu'ils représentent ; le reste se dénature de plus en plus à mesure que la surface se recourbe ; aussi M. Heftler s'est-il trouvé obligé de dessiner séparément, sur autant d'individus différents, les quatre norma du crâne, pour montrer tous les rapports topographiques. Les dessins sur le relief du crâne ont, sur les dessins plans, toute la supériorité que possèdent les mappemondes sphériques sur les cartes géographiques. Une seule pièce permet d'étudier tous les rapports et d'apprécier partout les formes et les dimensions.

Ces dessins en relief se font sur le crâne même, ou plutôt sur la calotte crânienne. J'ai déjà dit que la coupe des autopsies doit être faite très-bas, de sorte que toutes les fiches soient situées sur la calotte. Celle-ci, bien dépouillée de son périoste, bien essuyée, séchée au besoin pendant quelques instants devant le feu ou au soleil, fournit une surface sur laquelle on dessine très-bien avec un crayon tendre. Les traits manqués s'effacent avec la plus grande facilité, comme sur une ardoise. On a déjà, comme points de repère, les perforations sur le crâne et les fiches sur le cerveau ; la position des autres points s'obtient au compas, et presque sans réduction des distances ; car il n'y a à tenir compte que de la déformation du cerveau, toujours légère en un point donné, sans se préoccuper des raccourcis. Dès lors, le dessin des scissures, puis des sillons, soit primaires, soit secondaires, s'effectue aisément, et sans grande perte de temps. J'ai fait un grand nombre de fois ces dessins en relief sans dépenser plus d'une heure et demie pour représenter *complétement* un hémisphère cérébral.

En repassant le dessin à la plume, on pourrait conserver la calotte dans cet état ; mais on sait que les os non macérés deviennent gras et malpropres, et la macération effacerait le dessin ; il faudrait donc, avant de faire macérer la pièce, graver le dessin au burin ; je l'ai fait quelquefois ; c'est un travail assez long.

Il est bien préférable de faire le dessin en relief, non pas sur la calotte même, mais sur un moule en plâtre de cette calotte. Rien de plus facile à faire que ce moule. Le dessin une fois fait, on peint chaque lobe d'une *couleur* particulière et chaque circonvolution d'une *nuance* particulière. Les scissures et sillons sont marqués en noir ; enfin on peint en blanc le trajet des sutures. Puis

on vernit la pièce, et elle peut servir indéfiniment pour les dé-
monstrations aussi bien que pour les recherches.

J'ai fait pour le musée d'anthropologie une assez grande série
de ces moules topographiques. Ils nous rendent les plus grands
services. Les procédés graphiques ne peuvent donner rien de
pareil, puisqu'ils exigent le sacrifice des parois crâniennes.
M. Heftler, après avoir relevé sur ses divers dessins les distances moyennes des sutures et des scissures, les a reportées sur un
crâne ordinaire, et à l'aide des points de repère qu'il a ainsi
obtenus, il a pu faire sur le crâne un dessin schématique des circonvolutions cérébrales. C'est un bon moyen de démonstration,
auquel d'ailleurs tous les procédés se prêtent également. Mais
le procédé des fiches est le seul qui permette de montrer les rapports réels, en représentant le cerveau d'un individu sur son
propre crâne.

§ 5. SUR UNE APPLICATION CHIRURGICALE DE LA TOPOGRAPHIE CÉRÉ-
BRALE (TRÉPANATION DU CRANE). — TOPOGRAPHIE DE L'ORGANE
DU LANGAGE.

En signalant plus haut les divers genres d'utilité des connaissances topographiques (voir p. 19), j'ai fait allusion à un cas où
j'ai pu, grâce à elles, ouvrir du premier coup, avec une couronne
de trépan, un abcès intra-crânien. Quoique l'issue ait été défavo-
rable, l'indication opératoire a été atteinte avec la plus grande
précision. Le lecteur me permettra donc de lui présenter ici cette
observation, mais auparavant il me paraît utile de donner quelques explications qui en feront ressortir l'importance.

Je rappellerai d'abord qu'il y a dans le cerveau un petit district
très-circonscrit, une portion de circonvolution, qui préside à la
fonction du langage articulé, et que j'appelle l'*organe du langage*.
Cet organe occupe environ les deux cinquièmes postérieurs de
la troisième circonvolution frontale de l'hémisphère *gauche*. C'est
la partie de cette circonvolution qui est limitée en avant par la
branche verticale de la scissure de Sylvius, en arrière par la partie inférieure de la scissure de Rolando, en bas par la branche
horizontale de la scissure de Sylvius, en haut enfin par le deuxième
sillon frontal (f^2), qui sépare la troisième circonvolution frontale
de la seconde. L'étendue de cet espace quadrilatère est de 3 à
4 centimètres de haut en bas ; il n'est que de 25 à 35 millimètres

dans le sens antéro-postérieur ; mais la partie correspondante de la troisième circonvolution décrit des méandres profonds et serrés, et elle est beaucoup plus longue que la région qu'elle occupe.

Connaissant la forme générale et les dimensions de la région du langage, nous connaîtrons la position de ce quadrilatère si nous déterminons celle de son bord antérieur et de son bord inférieur. Son bord antérieur, formé par la branche verticale de la scissure de Sylvius, correspond assez exactement, à 5 millimètres près, à la partie inférieure de la suture coronale. Son bord inférieur est formé par la branche horizontale de la scissure de Sylvius. Celle-ci, dans sa partie antérieure, n'est pas rectiligne ; elle se recourbe pour gagner transversalement la base du cerveau, en arrière de la fiche ptérique, C″. Mais, si l'on marque un point à 1 centimètre au-dessus de la fiche ptérique, et si de là on mène une ligne droite tangente à la suture écailleuse, cette ligne représente assez exactement la direction et la position de la scissure de Sylvius.

Sur le cadavre une couronne de trépan dont le centre est appliqué sur le pariétal, à 1 centimètre et demi en arrière de la suture coronale, et à 2 centimètres au-dessus de la scissure de Sylvius, tombe invariablement sur la région du langage, et le plus souvent très-près du centre de cette région.

Mais ce procédé n'est pas applicable à l'homme vivant, car le chirurgien ne peut mettre à nu la surface du crâne dans une étendue suffisante pour s'assurer de la position des diverses sutures du voisinage. C'est donc par un autre procédé qu'on doit aller à la recherche de la région du langage, lorsqu'on juge nécessaire d'y pratiquer la trépanation.

On trouve très-bien, sur le vivant, le point où la base de l'apophyse orbitaire externe se recourbe et se relève pour se continuer avec la crête temporale de l'os frontal. Ce point est celui où aboutit la ligne sus-orbitaire, et où l'on mesure, en céphalométrie, le diamètre frontal minimum.

Menons, par ce point, à travers la fosse temporale, une ligne horizontale sur laquelle nous prenons une longueur de 5 centimètres. Nous obtenons ainsi un second point, qui correspond à peu près à la pointe du lobe temporal. Par ce second point élevons sur la ligne précédente une perpendiculaire sur laquelle nous mesurons 2 centimètres, et nous aboutissons à un troisième point qui correspond à peu près au centre de la région du langage, qui en d'autres termes est situé, dans le sens horizontal, à égale distance de la scissure de Rolando et de la branche montante de la scissure de Sylvius, et, dans le sens vertical, à égale distance du second sillon frontal (f^2) et de la branche horizontale de la scissure de Sylvius.

Les variations individuelles, qui sont très-grandes dans la partie supérieure des hémisphères, sont au contraire assez limitées dans leur partie inférieure, où elles n'excèdent pas 1 centimètre, où elles sont par conséquent inférieures au diamètre d'une couronne de trépan. Un procédé opératoire basé sur les indications précédentes permet donc de tomber sûrement sur l'organe du langage.

Il s'agit de savoir maintenant s'il peut se présenter des cas où cette trépanation soit opportune. Ce n'est pas ici le lieu de discuter la doctrine chirurgicale du trépan dans les plaies de tête. Au dix-huitième siècle on trépanait sans cesse, « même dans les cas douteux »; on trépanait pour les accidents primitifs comme pour les accidents consécutifs, pour les simples fêlures comme pour les fractures avec enfoncement ; on trépanait même pour prévenir des accidents qui n'existaient pas encore. La chirurgie actuelle a rejeté ces opérations dangereuses et aventureuses : elle n'admet plus le trépan que dans des cas très-exceptionnels, parce qu'on a reconnu d'une part que la plupart des anciennes « indications » du trépan sont illusoires, et d'une autre part que le diagnostic du lieu affecté est le plus souvent incertain.

Pourtant, parmi ces anciennes « indications », il en est une qui, en principe, n'est pas contestable : c'est celle qui résulte de l'existence d'un abcès traumatique dans la cavité du crâne. Les épanchements de sang peuvent se résorber et se résorbent très-souvent, mais les épanchements de pus sont presque nécessairement mortels, et tout le monde reconnaît qu'il serait très-désirable de pouvoir leur donner issue ; le blessé, sans doute, ne serait pas guéri pour cela ; il aurait encore bien des dangers à courir ; toutefois on aurait supprimé une cause de mort, et obtenu une chance de salut. Pourquoi donc a-t-on renoncé à trépaner les blessés chez lesquels on diagnostique un abcès intra-crânien? Parce que le siége des abcès intra-crâniens, de ceux surtout qui sont tardifs, n'est assujetti à aucune règle, parce que ces abcès peuvent se former en un point quelconque, près ou loin de la plaie ou du point qui a reçu la violence extérieure, et parce que le hasard seul pourrait faire tomber la couronne de trépan sur le lieu où le pus est collecté. C'est cette incertitude qui a fait bannir presque entièrement de la chirurgie actuelle la trépanation des abcès intra-crâniens. Mais, s'il arrivait qu'un symptôme particulier fît connaître le siége du foyer de suppuration, ou le rendît du moins assez probable pour ne laisser subsister que de faibles chances d'erreur, l'abstention ne serait plus justifiée.

Or les notions que nous possédons aujourd'hui sur le siége du langage articulé dans un point bien déterminé du cerveau fournissent à la chirurgie un moyen de diagnostic d'une grande valeur. Lorsqu'une blessure de la tête abolit ou altère la parole sans abolir l'intelligence et sans paralyser les muscles de la langue, on peut être certain que l'organe spécial du langage est lésé ; et lorsque ce symptôme survient seulement au bout de quelques jours ou de quelques semaines, avec d'autres symptômes qui révèlent l'existence d'une suppuration intra-crânienne, on doit considérer comme très-probable que l'abcès occupe, ou comprime, ou irrite l'organe du langage. On est donc autorisé à pratiquer en ce point la trépanation.

C'est dans un cas de ce genre que j'ai été conduit à faire une application chirurgicale des notions de la topographie cérébrale. En voici l'observation :

Diagnostic d'un abcès situé au niveau de la région du langage ; trépanation de cet abcès.

Pierre Baron, trente-huit ans, charretier, fut admis le 27 juin 1871 à l'hôpital de la Pitié et placé dans mon service, salle Saint-Louis, n° 56.

Il avait reçu, le 26 juin, dans la région fronto-pariétale gauche, un coup de pied de cheval qui avait produit une plaie contuse et une dénudation des os. Légèrement étourdi sur le coup, il n'avait pas perdu connaissance, il n'était même pas tombé. La plaie avait peu saigné, le blessé était rentré chez lui à pied, et le lendemain il était venu à pied à l'hôpital.

Je constatai une plaie contuse longue de 6 à 7 centimètres. Dans la partie moyenne de cette plaie, l'os était à nu dans une étendue de 25 millimètres. La partie dénudée ne présentait ni trait de fracture, ni ligne de suture ; elle me parut correspondre au pariétal, près de son bord antérieur, vers le niveau de la ligne temporale.

La plaie fut pansée avec de l'eau fraîche ; elle se comporta très-bien pendant les premiers jours ; les bourgeons charnus se formèrent régulièrement et recouvrirent bientôt entièrement la surface osseuse dénudée. Le blessé n'avait pas eu la fièvre un seul instant ; il se levait ; il passait la plus grande partie de ses journées sous les arbres de la cour. Les bords de la plaie étaient déjà en voie de cicatrisation rapide, lorsque, le 11 juillet, quinzième jour de l'accident, il survint un érysipèle du cuir chevelu, sous l'influence d'une épidémie d'érysipèle qui régnait dans la salle.

Cet érysipèle provoqua une fièvre intense, *sans aucun délire*, gagna rapidement toute la tête, puis la nuque et une partie du dos; au bout de onze jours l'érysipèle était guéri, et l'état général paraissait excellent. Ce qui restait de la plaie était recouvert de bourgeons charnus exubérants. Mais le samedi 24 juillet une hémorrhagie artérielle se déclara. Le sang venait de la partie inférieure et postérieure de la plaie, et paraissait fourni par une branche de la temporale profonde. L'interne de garde appliqua un bouton de feu, et l'hémorrhagie ne reparut plus.

Le *dimanche* 24 juillet, vingt-neuvième jour après l'accident, journée excellente.

Le *lundi*, le malade est inquiet, impatient; il s'ennuie à l'hôpital: il accuse un peu de céphalalgie. Point de fièvre.

Le *mardi* 25 juillet, même état; dans la journée plusieurs vomissements.

Le *mercredi* matin, 26 juillet, il est dans un grand abattement : 84 pulsations; température, 38 degrés. Depuis la veille il ne répond plus aux questions, et les infirmiers croient qu'il est devenu sourd; mais nous nous assurons qu'il entend très-bien le bruit de la montre. Lorsqu'on l'interroge, le plus souvent il ne répond pas du tout; si on le presse davantage, il répond invariablement : *Ça ne va pas mal*, et il répète cette phrase plusieurs fois de suite. Par exemple : « D. Savez-vous où vous êtes? R. *Ça ne va pas mal.* — D. Savez-vous quelle heure il est? R. *Ça ne va pas mal.* » Il est évident, d'après cela, que la faculté du langage est altérée et je diagnostique une altération de la troisième circonvolution frontale gauche.

Le *mercredi soir*, stupeur. Il ne répond que par des sons inarticulés, mais il comprend ce qu'on lui dit; quand on le lui demande, il serre la main, ouvre la bouche, tire la langue. La face est déviée à gauche; la main droite est paralysée du mouvement; la sensibilité du membre supérieur droit est considérablement diminuée. La langue n'est pas déviée et se meut librement en tous sens. Les membres inférieurs et le membre supérieur gauche ont conservé leurs mouvements et leur sensibilité. Pouls à 72; température, 38°,2.

Le *jeudi matin*, 27 juillet, trente-deuxième jour après l'accident, le malade est dans le coma depuis minuit. Les deux membres gauches ont conservé leur sensibilité et se meuvent lorsqu'on les pince; les deux membres droits sont tout à fait insensibles; ils sont dans le relâchement; toutefois, de légers mouvements qui s'y produisent lorsqu'on excite les parties sensibles du reste du corps prouvent que l'action motrice n'est pas complétement abolie dans ces membres. La paralysie faciale persiste. Respiration stertoreuse. Pupilles égales et contractées. Pouls à 60.

Ces symptômes tardifs, développés seulement à partir du vingt-neuvième jour, chez un blessé qui n'avait pas éprouvé d'accidents primitifs appréciables, révélaient l'existence d'une suppuration intra-crânienne, survenue probablement sous l'influence pyogénique de l'érysipèle. Le siége de cette suppuration était évidemment du côté gauche, puisque la paralysie n'affectait que les membres du côté droit. En outre, il y avait eu, avant l'apparition de cette paralysie, une période courte, mais décisive, pendant laquelle l'altération de la faculté du langage, coïncidant avec la conservation de l'intelligence, avait été constatée bien nettement, sous une forme qui se présente fréquemment à l'observation. Je crus donc devoir admettre que le début du travail de suppuration s'était effectué au niveau de l'organe du langage articulé, c'est-à-dire au niveau de la partie postérieure de la troisième circonvolution frontale gauche, et je résolus de trépaner le crâne en ce point pour aller à la recherche du pus. L'abcès était-il situé sur la dure-mère, sous la dure-mère, sous la pie-mère, ou enfin dans l'épaisseur même de la circonvolution ? Cette question restait douteuse, et j'annonçai aux élèves que si le pus n'apparaissait pas après l'ablation de la rondelle crânienne, je n'hésiterais pas à ponctionner la dure-mère pour aller le chercher dans les parties plus profondes.

Je déterminai d'abord, d'après les données topographiques indiquées ci-dessus (p. 52), le lieu où devait être appliquée la couronne du trépan. Sur une ligne horizontale menée par la base de l'apophyse orbitaire externe, je pris une longueur de 5 centimètres ; puis, sur l'extrémité postérieure de cette ligne, j'élevai une perpendiculaire longue de 2 centimètres et j'arrivai ainsi sur le point à trépaner. Ce point était situé sur la partie de la plaie extérieure qui était encore en suppuration, et sur la limite inférieure de la surface qui avait été mise à nu par le coup de pied de cheval. La plaie était devenue trop étroite pour donner passage à une couronne de trépan ; je l'élargis à l'aide d'une incision. Pour mettre l'os à nu, je n'eus, vers le haut, qu'à enlever les bourgeons charnus qui avaient recouvert, sans y adhérer, la surface dénudée par l'accident, mais vers le bas le péricrâne était adhérent, et je dus me servir de la rugine. Ma couronne de trépan empiétait donc par moitié sur la partie de l'os qui n'avait pas été atteinte par le coup. La trépanation ne présenta rien de particulier. Au moment où j'enlevai la rondelle, il s'écoula une assez grande quantité de pus crémeux et blanc. En explorant le foyer que je venais d'ouvrir, je reconnus qu'il s'étendait surtout vers le bas, et, pour faciliter l'écoulement du pus, j'appliquai une seconde couronne au-dessous de la première, en empiétant un peu sur celle-ci, de manière à n'obtenir qu'une seule ouverture. La face externe de la dure-mère fut nettoyée : elle parut intacte.

La quantité de pus qui s'écoula en tout représentait le volume d'un œuf de pigeon ; mais, quelque satisfaisant que fût le résultat opératoire, je ne me dissimulais pas qu'un épanchement de ce volume, situé en dehors de la dure-mère, n'était pas suffisant pour expliquer, à lui seul, toute la gravité des symptômes cérébraux ; je supposai donc qu'il devait exister des altérations plus profondes ; toutefois je ne crus pas devoir aller plus loin et j'attendis l'événement.

Le blessé, pendant l'opération, avait, par ses mouvements, manifesté quelque sensibilité ; mais il n'avait poussé aucun cri et n'avait donné aucun signe de connaissance. Quand je le quittai, à onze heures du matin, il était encore dans le coma.

L'interne du rang, M. Mauquier, resta auprès de lui toute la journée. Vers midi, l'opéré reprit connaissance. Il répondait par signes à l'appel de son nom ; il ne parlait pas, mais il faisait des efforts pour parler et il montra plusieurs fois qu'il comprenait les questions qu'on lui adressait. On lui offrit à boire; il prit son verre de la main gauche et le porta à sa bouche. Le bras droit n'était plus relâché, mais légèrement contracturé. Le pouls était remonté à 80. Cette amélioration dura jusqu'à quatre heures de l'après-midi, mais alors le blessé retomba dans le coma, et il y était encore à six heures du soir, lorsque je vins le voir avec mon collègue et ami M. Trélat, dont j'avais demandé le concours.

Il était alors à peu près dans le même état qu'avant l'opération. Nous supposâmes donc qu'il devait y avoir un autre foyer de suppuration sous la dure-mère, peut-être dans la scissure de Sylvius ; quoique le blessé fût dans un état où il n'y avait plus rien à perdre, je n'osai pas, sur cette hypothèse, enfoncer un bistouri dans la dure-mère, et M. Trélat pensa comme moi qu'avant de prendre une aussi grave détermination il convenait de pratiquer une ponction exploratrice.

Je pris donc un trocart fin, large de 1 millimètre, et je l'enfonçai à travers la dure-mère, dans l'axe de la seconde couronne de trépan, en un point qui devait correspondre à la scissure de Sylvius. J'avançai lentement, retirant fréquemment le poinçon ; il ne s'écoula aucun liquide, si ce n'est une gouttelette de sang, à la profondeur de 5 millimètres. Au delà, plus rien ; à 15 millimètres, je m'arrêtai et je retirai la canule.

Cette exploration ne produisit aucun effet immédiat. A neuf heures du soir, frisson assez intense. Dans la nuit, quelques gémissements, sans parole articulée.

Le *vendredi* 28 juillet, à sept heures du matin, il survient une convulsion épileptiforme, surtout dans les membres du côté droit ; deux autres convulsions semblables dans l'heure suivante.

A neuf heures du matin, heure de la visite, coma et stertor. Paralysie complète de la sensibilité et du mouvement dans les deux membres droits. Pouls, 130. Température, 39° 1/2. Respiration inégale et embarrassée.

Dans la journée les symptômes s'aggravent, et le blessé meurt le samedi 29 juillet à une heure du matin.

Autopsie. — Le crâne est ouvert à la scie. Il ne présente ni fracture ni fêlure. Il n'y a entre le crâne et la dure-mère aucun foyer de suppuration autre que celui qui a été ouvert par le trépan.

L'hémisphère droit est sain, ainsi que ses membranes. Il existe au contraire sur l'hémisphère gauche des lésions très-étendues.

La partie de la dure-mère qui était en contact avec le pus de l'abcès trépané présente, sur sa face externe, une coloration noirâtre ; à ce niveau, et à ce niveau seulement, l'arachnoïde pariétale est unie à l'arachnoïde viscérale par des adhérences molles et récentes. La pie-mère est épaissie, friable et adhérente dans toute la partie qui recouvre les deuxième et troisième circonvolutions frontales, la frontale et la pariétale transverses et les deux premières circonvolutions temporo-sphénoïdales; elle est, en outre, rendue opaque par une infiltration de pus qui, partant de la scissure de Sylvius, s'étend le long des vaisseaux sur la face externe des circonvolutions voisines. Dans la partie antérieure de la scissure de Sylvius cette infiltration est assez abondante pour former une nappe continue qui ressemble à un abcès ; mais, lorsqu'on l'incise, le pus ne coule pas ; il est infiltré dans les membranes et on ne peut l'en extraire que par pression. Ces membranes, épaissies et purulentes, qui remplissent et dilatent la partie antérieure de la scissure de Sylvius, adhèrent à la troisième circonvolution frontale, et lorsqu'on les enlève, on enlève en même temps la couche corticale de cette circonvolution, qui est rouge, enflammée et ramollie. L'encéphalite superficielle diffuse dont cette circonvolution est le siége s'étend, en s'atténuant avec la distance, sur toute la seconde circonvolution frontale, mais non sur la première, qui est saine. En avant, sur la pointe du lobe frontal, les lésions de la méningo-encéphalite s'aggravent de nouveau, sans toutefois atteindre le degré de la suppuration. En ce point, lorsqu'on enlève la pie-mère, on aperçoit dans la couche corticale des détritus de sang et de matière cérébrale, formant plusieurs foyers irréguliers dus à une contusion superficielle du cerveau.

En examinant attentivement la surface interne de la dure-mère, nous y retrouvons la trace de la ponction exploratrice pratiquée trente et une heures avant la mort ; mais rien, ni sur les membranes viscérales, ni dans la substance cérébrale, n'indique la position du trajet parcouru par l'aiguille. Celle-ci, d'après la situation du trou de la dure-mère, doit avoir pénétré dans la scissure de Sylvius sans atteindre les circonvolutions voisines.

L'étude comparative des faits anatomo-pathologiques et des faits cliniques conduit à l'interprétation suivante. Le coup de pied de cheval a produit à la fois une plaie avec dénudation du pariétal gauche et une secousse cérébrale, d'où est résultée la contusion superficielle de la pointe du lobe frontal gauche. Cette contusion, comme on le voit souvent, n'a donné lieu à aucun accident primitif et n'a été le point de départ d'aucun accident consécutif. L'érysipèle qui s'est développé le quinzième jour autour de la plaie a fait naître des conditions pyogéniques et provoqué la formation d'un foyer purulent entre le crâne et la dure-mère ; l'irritation, partie de ce foyer, s'est propagée à travers la dure-mère et l'arachnoïde, a atteint ainsi la pie-mère de la scissure de Sylvius et s'est étendue de là à la surface du cerveau, sous forme de méningo-encéphalite diffuse. C'est donc l'abcès formé entre les os et la dure-mère qui a été le point de départ des accidents cérébraux, et, en effet, le premier organe cérébral qui ait manifesté son altération a été l'organe du langage, situé directement sous l'abcès. La trépanation est venue trop tard ; l'abcès qu'elle a permis de vider avait déjà produit des complications irréparables ; c'est pourquoi l'évacuation du pus n'a amené qu'une amélioration passagère, et le blessé a succombé à la méningo-encéphalite diffuse, que rien ne pouvait plus conjurer.

Les cliniciens apprécieront l'intérêt chirurgical de cette observation, mais je dois faire ressortir les deux points qui intéressent les anthropologistes. Ce sont :

1° Le diagnostic du siége de l'abcès intra-crânien, basé sur la connaissance du siége de la faculté du langage articulé ;

2° La trépanation de cet abcès, basée sur la connaissance des rapports cérébro-crâniens.

REVUE CRITIQUE

TOPOGRAPHIE CRANIO-CÉRÉBRALE. POSITION RELATIVE DES DIVERSES PARTIES DU CRANE
ET DES DIVERSES PARTIES DU CERVEAU.

Anatomie comparée du système nerveux, par Gratiolet, t. II, p. 115 et 124. Paris, 1857, in-8°. — *Sur le siège de la faculté du langage articulé,* par P. Broca, dans *Bulletins de la Société anatomique,* 1861, 2ᵉ série, t. VI, 340, en note — *Die Grosshirnwindungen des Menschen,* par Th. Bischoff. Munich, 1868, in-4°. p. 20. — *Sur la déformation toulousaine du crâne,* par P. Broca, dans *Bulletins de la Société d'anthropologie,* 2ᵉ série, t. VI, p. 104, août 1871 — *Des circonvolutions chez l'homme et de leurs rapports avec le crâne* en russe), par Ferd. Heftler. Dissertation inaugurale à l'Académie médico-chirurgicale de Saint-Pétersbourg, 5 mai 1873, in-8° — *On the Relations of the Convolutions of the Human Cerebrum to the outer Surface of the Skull and Head,* par W Turner, dans *the Journal of Anatomy and Physiology,* ser. II, n° XIII, p. 142, nov. 1873. — *An Illustration of the Relations of the Convolutions of the Human Cerebrum to the outer Surface of the Skull,* par W. Turner, dans le même journal, n° XIV, p. 359, may 1874. — *Note sur quelques points de la topographie du cerveau,* par Ch. Féré, dans *Bulletins de la Société anatomique,* 24 décembre 1875. — *Sur un cas de lésion probable du pli courbe,* par le même *Comptes rendus, Soc. de biologie,* 26 février 1876. — *Die topographischen Beziehungen zwischen Schädel und Gehirn im normalen Zustand,* in *Gratulationsprogramm Hernn Louis Stromeyer,* par Aléxandre Ecker. Brunswick, 1876, in-8°.

L'intérêt croissant qui s'attache à l'étude des localisations cérébrales justifie l'étendue de l'article que j'ai consacré dans ce numéro à la question de la topographie cérébro-crânienne. Je me suis surtout proposé, dans cet article, de faire connaître les procédés de recherche usités jusqu'ici et d'en apprécier la valeur pratique, afin de vulgariser ces études et de les mettre à la portée de tout le monde. Quant aux résultats obtenus, soit par les autres observateurs, soit par moi-même, j'ai pu, accessoirement, en indiquer quelques-uns, mais je ne les ai ni exposés ni discutés, parce que, au point de vue anthropologique où je me suis placé, ces résultats, basés sur des observations trop peu nombreuses ou trop peu variées, sont tout à fait insuffisants. Il ne s'agit pas en effet de mettre à l'étude tel ou tel cas particulier, ni de prendre les moyennes d'un certain nombre de faits quelconques, mais d'établir méthodiquement des séries suivant les âges, les sexes, les races, et suivant les degrés de dolichocéphalie ou de brachycéphalie du crâne. J'ai recueilli depuis quinze ans un grand nombre de faits topographiques ; j'en ai vu assez pour savoir que ces diverses conditions exercent une grande influence sur certains rapports cérébro-crâniens et notamment sur la position des trois scissures de la face convexe de l'hémisphère ; mais, pour déterminer exactement cette influence, il faudrait disposer, dans chaque catégorie spéciale, d'une série suffisamment nombreuse. Je n'en suis pas encore là. Les moyennes que je pourrais tirer de quelques-unes de mes séries seraient acceptables, mais les autres manqueraient de solidité, et ce qui serait trompeur surtout, ce seraient les moyennes générales obtenues par la fusion de ces diverses séries. Voilà pourquoi, dans le mémoire publié en tête de ce numéro, je me suis borné à présenter le plan de mes recherches, sans y ajouter l'exposé des résultats que j'ai obtenus, et que je ne puis considérer que comme provisoires. Je me suis abstenu, pour le même motif, d'y consigner les descriptions publiées par les autres observateurs : je n'aurais pu le faire d'ailleurs sans sortir du cadre que je m'étais tracé. Il m'a paru bien préférable de leur faire une place à part, dans cet article complémentaire, où le lecteur pourra plus aisément les étudier et les comparer. Je donnerai donc successivement l'analyse des publications de MM. Heftler, Turner et Féré. J'y joindrai l'extrait d'un travail tout récent de M. le professeur Alex. Ecker, de Fribourg en Brisgau, publié le 6 avril 1876 à l'occasion du jubilé du professeur Louis Stromeyer, de Hanovre. Les feuilles de mon mémoire sur la topographie cérébrale étaient déjà tirées lorsque j'ai reçu ce travail. Je n'ai donc pu faire figurer dans mon historique le procédé de l'auteur. Je suis heureux du moins de pouvoir combler ici cette lacune.

P. Broca.

I

Circonvolutions cérébrales chez l'homme et leurs rapports avec le crâne, par M. Ferdinand Heftler (dissertation inaugurale à l'Académie médico-chirurgicale de Saint-Pétersbourg, 5 mai 1873).

La tâche entreprise par l'auteur a pour objet de déterminer les rapports réciproques entre la topographie des sillons et des circonvolutions de la surface des hémisphères cérébraux, et la configuration extérieure de la boîte crânienne.

Ce travail a été fait à l'instigation du professeur Landzert et sous sa direction. La méthode de l'auteur est la suivante : après avoir séparé la tête avec le cou du tronc et avoir rasé les cheveux, on introduit dans les artères carotides internes, des deux côtés, des canules par lesquelles on injecte une solution alcoolique de chlorure de zinc, additionnée d'acide phénique et de glycérine. Quand le sang cesse de s'écouler des veines, on lie tous les vaisseaux et toutes les parties molles du cou et on prolonge l'injection. La tête préparée de telle manière est placée le lendemain dans un appareil spécial où elle est plongée dans un mélange de gypse et d'eau. Cet appareil spécial consiste en une caisse en bois qui s'ouvre par le milieu au moyen de charnières. Après la solidification du gypse, la tête devient dure. L'auteur a commencé son travail en plongeant la tête de profil dans le gypse et enlevant régulièrement la croûte supérieure solidifiée, jusqu'à ce que la surface de la tête soit débarrassée du gypse. Ensuite il met l'appareil dans lequel se trouve la tête débarrassée du gypse, sous la glace de l'appareil de Lucæ, et, après avoir dessiné les contours de la tête, il les transporte sur le papier. Puis il enlève toutes les parties molles de la tête, jusqu'à ce que la surface du crâne soit visible avec les sutures, et il fait le dessin de la surface du crâne, à l'aide encore de l'appareil de Lucæ.

Ce dessin, fait au crayon rouge, est transporté sur le premier dessin (de la tête avec les parties molles) fait au crayon noir. Après avoir ôté les os du crâne et les membranes du cerveau jusqu'à ce que la surface du

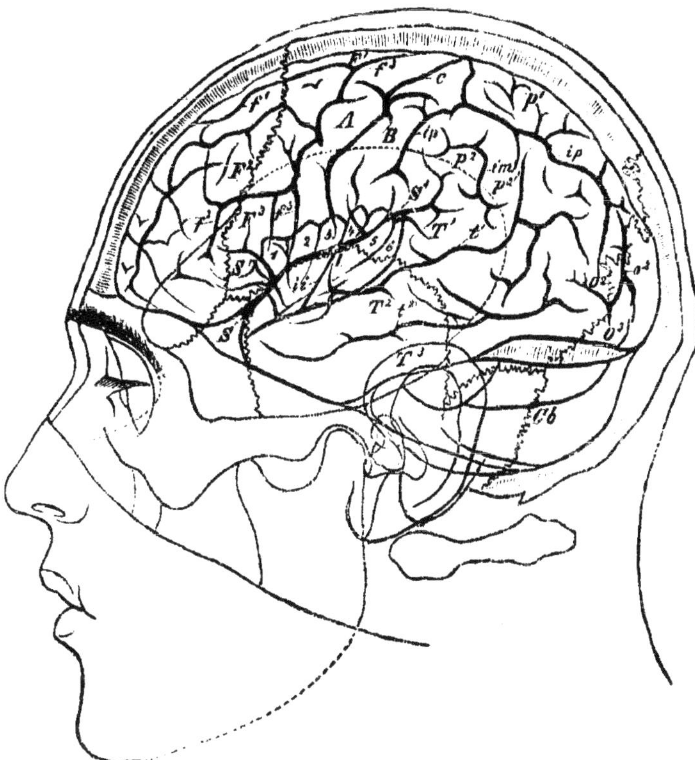

Fig. 1. *Dessin géométrique des rapports des sillons et des circonvolutions de l'hémisphère gauche du cerveau avec le crâne de profil* (demi-grandeur naturelle). — La ligne fine sur les quatre dessins donne les contours de la peau ; les lignes pointillées, le contour des os, des sutures du crâne et de la ligne demi-circulaire ; les lignes épaisses, les contours du cerveau et des sillons. S, scissure de Sylvius ; S', branche horizontale ; S", branche ascendante ; F¹, F², F³, circonvolution frontale supérieure, moyenne, inférieure ; f¹, f², f³, sillon frontal supérieur, inférieur, vertical ; A, B, circonvolution frontale ascendante, pariétale ascendante ; c, sillon de Rolando ; P¹, circonvolution pariétale supérieure ; P², circonvolution marginale ; P²′, circonvolution courbe ; ip, sillon interpariétal ; O², O³, seconde circonvolution occipitale, troisième circonvolution occipitale ; o², sillon occipital inférieur ; T¹, T², T³, circonvolution temporale supérieure, moyenne, inférieure ; t¹, t², sillon temporal supérieur, moyen ; I, insula de Reil ; Cb, cervelet.

cerveau soit visible, on trace avec un crayon violet les contours des sillons et des circonvolutions cérébrales. Ce troisième dessin, fait comme les autres, est transporté sur le premier.

Par cette méthode on a fait les dessins de dix têtes de profil (*norma tem-*

poralis), de dix têtes dans la position verticale (*norma verticalis*), de dix têtes en position antérieure (*norma frontalis*) et de dix têtes en position postérieure (*norma occipitalis*).

Les deux sexes ont été étudiés dans les proportions suivantes :

Norma temporalis..............	6 hommes et	4 femmes.
Norma verticalis..............	7	3
Norma frontalis..............	7	3
Norma occipitalis..............	8	2

L'auteur signale deux inconvénients de la méthode qu'il a suivie. En

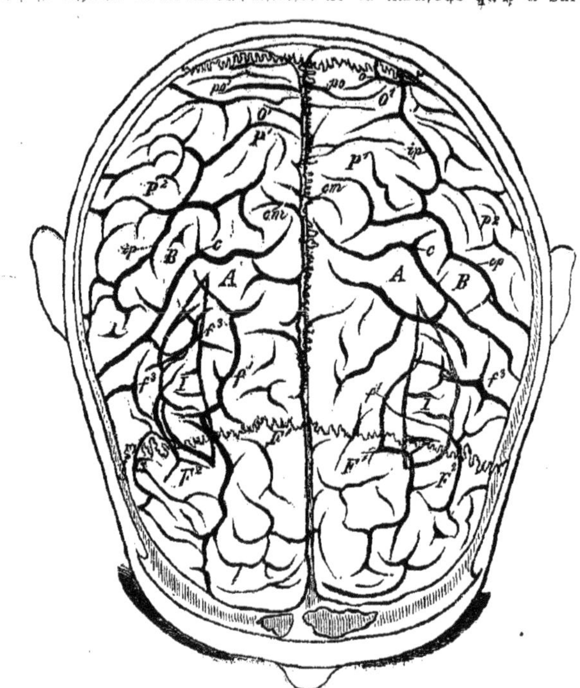

Fig. 2. *Dessin géométrique suivant la norma parietalis* (moitié de la grandeur naturelle) — F¹, F², circonvolution frontale supérieure, moyenne ; f¹, f², f³, sillon frontal supérieur, inférieur, vertical ; A. B, circonvolution frontale ascendante, pariétale ascendante ; c, sillon de Rolando ; cm, grand sillon du lobe fronto-pariétal (*sulcus calloso-marginalis*) ; P¹, P², circonvolution pariétale supérieure, circonvolution marginale ; ip, sillon interpariétal ; O¹, première circonvolution occipitale ; po, scissure perpendiculaire externe (*fissura parieto-occipitalis*) ; I, insula de Reil.

premier lieu, quoique l'injection poussée dans le cerveau renferme de la glycérine, l'action du chlorure de zinc produit toujours dans la substance cérébrale une rétraction qui, en peu de jours, devient considérable. On ne peut donc pas se servir longtemps de la même préparation. En second lieu, l'action de la scie ébranle toujours un peu le cerveau, et peut produire un certain déplacement par suite duquel il peut se faire que le troisième dessin ne coïncide pas toujours rigoureusement avec le second. Mais cette cause d'erreur n'a pas beaucoup de gravité.

Les recherches de l'auteur l'ont conduit aux résultats suivants :

L'endroit où la scissure de Sylvius se divise en deux branches, correspond au sommet de l'union de la grande aile de l'os sphénoïde avec la suture temporo-pariétale et, en chiffres moyens, cet endroit est situé à 13 millimètres en arrière de la suture fronto-pariétale. La branche antérieure de la scissure de Sylvius se dirige parallèlement à la suture fronto-pariétale, ou bien elle est située plus haut et parallèlement à cette

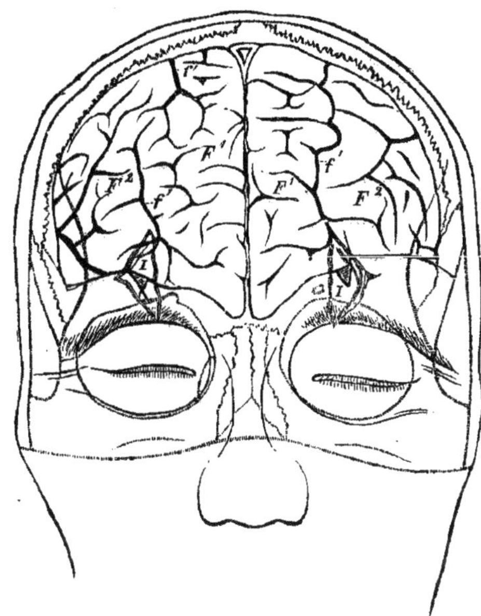

Fig. 3. *Dessin géométrique suivant la norma frontalis* (demi-grandeur naturelle). — F¹, F², circonvolution frontale supérieure, moyenne; f¹, f², sillon frontal supérieur, inférieur; I, insula de Reil.

suture et monte ensuite en haut et en arrière en finissant sur la ligne demi-circulaire du crâne.

La scissure de Rolando, dans sa partie supérieure, est située à 48 millimètres en arrière de la suture fronto-pariétale; elle se dirige ensuite en avant et en bas, et sa partie la plus inférieure se trouve de 28 millimètres en arrière de la suture fronto-pariétale et de 2 ou 5 millimètres plus haut que le commencement de la suture temporo-pariétale.

Le sillon précentral (Ecker), qui longe le bord antérieur de la circonvolution frontale ascendante, est situé en bas à 10 millimètres en arrière de la suture coronale, et en haut à une distance qui varie entre 20 et 40 millimètres. Le sillon interpariétal (qui sépare le groupe supérieur des circonvolutions du lobe pariétal du groupe inférieur du même lobe) commence au-dessus de la branche transversale de la scissure de Sylvius, à 15 ou 20 millimètres en arrière de l'extrémité inférieure de la scissure de Rolando.

L'endroit où la scissure perpendiculaire interne se réunit à la scissure perpendiculaire externe, correspond assez souvent à l'union de la suture sagittale avec la suture lambdoïde. La scissure perpendiculaire externe ou

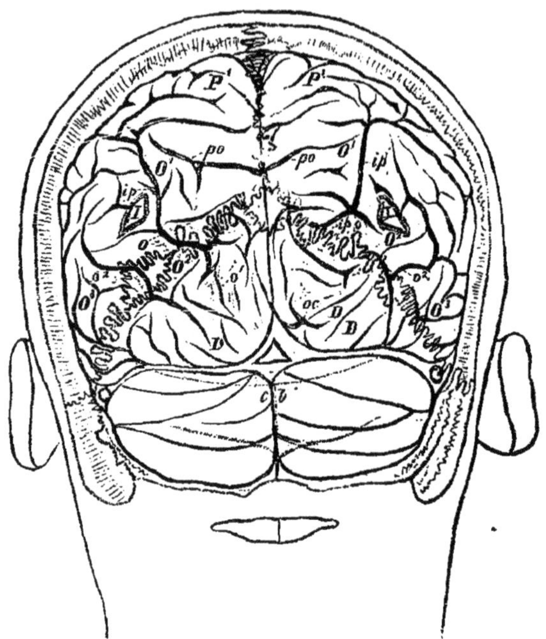

Fig. 4. *Dessin géométrique suivant la norma occipitalis* (demi-grandeur naturelle). — P¹, circonvolution pariétale supérieure; *ip*, sillon interpariétal; *po*, scissure perpendiculaire externe (*fissura parieto-occipitalis*); O¹, O², O³, circonvolution occipitale première, seconde, troisième; o¹, o², sillon occipital supérieur, inférieur; Cb, cervelet; I, insula de Réil.

sillon occipital transverse, correspond à la suture lambdoïde ou la croise.

Le sommet antérieur, inférieur et médian des hémisphères cérébraux se trouve au milieu de la ligne médiane, entre la suture naso-frontale et la ligne qui réunit le bord supérieur des deux orbites. Le bord inférieur de chaque hémisphère se dirige en dehors, presque parallèlement avec le bord supérieur de l'orbite, qui en est éloigné de 6 millimètres; et même, plus en dehors cette distance augmente, à cause de l'abaissement du bord supraorbital.

Enfin, la distance verticale entre le bord inférieur du lobe frontal et l'angle formé par le bord supérieur du corps de l'os zygomatique et l'arcade zygomatique est égale, en moyenne, à 26 millimètres.

La limite inférieure externe du lobe pariétal correspond tout auprès de la ligne qui unit la partie supérieure de la suture pariéto-temporale au sommet de la suture lambdoïde. Le bord inférieur du lobe occipital correspond à la ligne qui unit l'angle externe de l'occipital à l'inion. Au-dessous de cette ligne est situé le cervelet. Le bord antérieur du lobe temporal (en moyenne dans les dix cas) est situé à 2 centimètres 4 millimètres en dehors du bord externe de l'orbite. Le bord inférieur du lobe temporal, à l'endroit où il devient son bord antérieur, est éloigné de l'arcade zygomatique de 12 millimètres (en chiffres moyens) ; plus tard, il s'approche peu à peu de l'arcade zygomatique et atteint, dans le voisinage de l'articulation de la mâchoire inférieure, presque le bord supérieur de l'arcade zygomatique ; mais pour la plupart du temps il est éloigné de cette arcade de 3 à 4 millimètres.

Dans la position du crâne vu de profil, une aiguille plongée horizontalement dans la partie la plus supérieure de la suture pariéto-temporale pénètre, approximativement, dans la partie moyenne de l'insula de Reil. Des dessins pris dans la *norma parietalis*, il résulte que la suture fronto-pariétale (dans les dix cas en moyenne) correspond à la partie antérieure de l'insula de Reil, et l'aiguille plongée verticalement par la suture fronto-pariétale à 4 centimètres en dehors de la suture sagittale, pénètre dans le tiers antérieur de l'insula de Reil. D'après la *norma frontalis*, il résulte que l'aiguille pénètre dans l'Insula de Reil quand elle traverse le crâne dans la direction horizontale, à 5 millimètres au-dessus du bord orbitaire et de 35 à 40 millimètres en dehors de la ligne médiane du front.

Enfin, d'après les dessins pris dans la *norma occipitalis*, l'aiguille pénètre dans l'insula de Reil quand on la plonge dans une direction horizontale à 4 centimètres du point situé à 1 centimètre au-dessous de l'union de la suture sagittale avec la suture lambdoïde.

Pour montrer les résultats de cette description, le meilleur moyen consiste à construire sur n'importe quel crâne un dessin du cerveau, d'après les chiffres moyens qui viennent d'être indiqués.

On dessine d'abord le contour extérieur de l'hémisphère en partant, sur la ligne médiane du front, d'un point situé au milieu de la distance comprise entre la suture fronto-nasale et la ligne qui joint les bords supérieurs des orbites. De ce point on mène une ligne parallèle au bord supérieur des orbites, à 6 millimètres au-dessus de ce bord ; cette ligne, parvenue à la base de la crête temporale de l'os frontal, s'incline en bas, passe à 16 millimètres au-dessus de l'angle rentrant de l'os malaire, et va obliquement rejoindre, au-dessous de l'articulation temporo-maxillaire, la racine antéro-postérieure de l'arcade zygomatique ; de là, se relevant un peu, elle se rend presque directement jusqu'à l'inion. En joignant ce dernier point avec le point de départ par une ligne qui suit la ligne médiane de la voûte du crâne, on obtient le contour complet de la partie extérieure de l'hémisphère cérébral.

En reportant ensuite à l'intérieur de ce contour, et à partir des diverses sutures du crâne, les distances moyennes énumérées plus haut, on met en place d'abord les scissures principales, puis les autres, et on obtient ainsi le dessin de toutes les circonvolutions de l'hémisphère.

Dr MIERZEJEWSKY.

II

On the Relations of the Convolutions of the Human Cerebrum to the outer Surface of the Skull and Head, par W. Turner (*Sur les rapports des circonvolutions du cerveau humain avec la surface externe du crâne et de la tête*), dans *Journ. of Anat. and Physiology,* ser. II, n° XIII, nov. 1873, p. 142-148, et n° XIV, may 1874, p. 359-361.

L'auteur a conçu, depuis plusieurs années, le plan de ces recherches ; le temps lui a manqué pour les exécuter complétement ; il se borne donc à rapporter quelques faits principaux, en attendant le mémoire plus étendu qu'il se propose de publier ultérieurement. Il parlera alors des particularités qu'il a constatées chez les femmes et des différences individuelles dues à des conformations particulières du crâne et du cerveau ; aujourd'hui il ne traitera que des rapports observés sur des têtes d'hommes adultes.

Il est avant tout nécessaire de concevoir clairement, sur la surface externe des crânes et des têtes que l'on examine, des lignes de démarcation bien définies. La protubérance occipitale externe, les bosses pariétales et frontales, l'apophyse orbitaire externe, se reconnaissent aisément à travers les chairs de la tête, et plus aisément encore sur le crâne dénudé. Les sutures coronales et lambdoïdes peuvent en outre être reconnues sur beaucoup de têtes. Sur le crâne, enfin, on aperçoit non-seulement toutes les sutures, mais encore la ligne courbe temporale.

A l'aide de ces dispositions anatomiques, on peut subdiviser chaque courbe latérale de la tête ou du crâne en dix régions ou aires bien définies, de manière à localiser dans ces aires les circonvolutions de la face externe de l'hémisphère.

Ces dix aires sont circonscrites par les lignes des sutures, auxquelles on ajoute les lignes suivantes : 1° la ligne courbe temporale, qui part de l'apophyse orbitaire externe, s'étend sur le frontal, puis sur le pariétal et va aboutir à l'angle externe de l'occipital ; 2° la ligne verticale du pariétal, menée par la bosse pariétale, et prolongée en haut jusqu'à la suture sagittale, en bas jusqu'à la suture squammeuse ; 3° la ligne frontale, menée par la bosse frontale parallèlement à la ligne médiane et se terminant en haut à la suture coronale, en bas au bord supérieur de l'orbite.

Sur la figure ci-jointe, dont M. Turner a bien voulu nous envoyer le cliché, ces lignes auxiliaires sont marquées par des traits pleins ; des traits sinueux plus fins indiquent les sutures ; les lettres inscrites sur chaque aire sont parfois masquées par les ombres du dessin, mais on les retrouvera avec un peu d'attention, surtout à l'aide d'une loupe.

Cela posé, la *région frontale* ou *précoronale* se trouve divisée en trois aires, savoir : 1° *aire frontale supérieure* (SF), comprise entre la ligne médiane et la ligne frontale ; 2° *aire frontale moyenne* (MF), entre la ligne frontale et la ligne temporale ; 3° *aire frontale inférieure* (IF), entre la ligne temporale et la suture fronto-sphénoïdale. Ces trois aires se terminent en arrière sur la suture coronale.

La *région pariétale* est subdivisée par la ligne pariétale en deux zones,

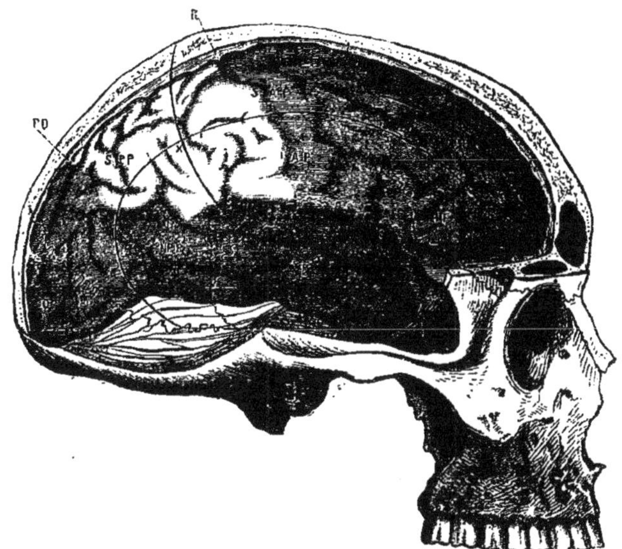

l'une *pariétale antérieure* ou *post-coronale*, l'autre *pariétale postérieure* ou *prélambdoïdienne*. Chacune de ces deux zones est subdivisée à son tour par la ligne courbe temporale en deux parties, l'une supérieure, l'autre inférieure ; de sorte que la surface du pariétal se décompose en quatre aires, savoir : 4° *pariétale antéro-supérieure* (SAP) ; 5° *pariétale antéro-inférieure* (IAP) ; 6° *pariétale postéro-supérieure* (SPP) ; 7° *pariétale postéro-inférieure* (IPP).

Le frontal et le pariétal sont les seuls os subdivisés par les lignes auxiliaires. Les trois dernières aires correspondent donc chacune à un os différent, savoir : 8° *aire occipitale* (O), formant la région occipitale ou post-lambdoïdienne ; 9° *aire squammeuse* (Sq), correspondant à l'écaille du temporal ; 10° *aire sphénoïdale* ou *ali-sphénoïdale* (AS), correspondant à la grande aire du sphénoïde.

Les deux dernières aires, étant recouvertes par le muscle temporal, ne peuvent être déterminées que sur le crâne ; les autres peuvent le plus souvent être limitées sur la tête elle-même.

Position des scissures cérébrales. La *scissure de Sylvius* commence immédiatement derrière le bord postérieur de la grande aile du sphénoïde, et, dans

son trajet en arrière et en haut, est recouverte par la suture sphéno-pariétale ; elle passe alors obliquement sous la partie antérieure et supérieure
du temporal, et apparaît dans la partie inférieure de l'aire pariétale antéro-inférieure, qu'elle traverse, de manière a aboutir, soit par elle-même,
soit par l'une des petites branches dans lesquelles elle se divise souvent.
à l'aire pariétale postéro-inférieure.

La *scissure de Rolando* est située dans la région post-coronale ou pariétale antérieure : elle traverse obliquement de haut en bas et d'arrière en
avant les deux aires supérieure et inférieure de cette région. La distance de cette scissure à la suture coronale varie suivant les sujets. Je
l'ai vue, en haut, s'élever à 2 pouces et descendre à 1 pouce et demi ; en
bas, je l'ai vue varier entre 1 pouce et demi et 1 pouce trois quarts.

La *scissure pariéto-occipitale* (ou occipitale externe) est située dans l'aire
pariétale postéro-supérieure, près de son bord sagittal. La distance qui la
sépare du sommet de la suture lambdoïde varie, d'une part, suivant les
variations du cerveau lui-même ; d'une autre part, suivant les fréquentes
variations de l'ossification du sommet de l'écaille occipitale ; cette distance
est, en moyenne, de 7 à 8 dixièmes de pouce.

Les rapports de la bosse pariétale avec l'hémisphère paraissent très-
constants. Dans les pièces que j'ai examinées, cette bosse correspondait à
la circonvolution supéro-marginale, qui, d'après cela, pourrait être appelée
la circonvolution de la bosse pariétale.

L'auteur donne alors les rapports de chacune des aires crâniennes :

1° L'*aire pariétale antéro-inférieure* recouvre le tiers inférieur des deux circonvolutions ascendantes (pariétale et frontale), puis, en avant, l'origine
de la frontale inférieure (troisième circonvolution frontale), qui naît de la
frontale ascendante à un peu moins de 1 pouce en arrière de la suture
coronale, et, enfin en arrière, l'origine de la circonvolution de la bosse
pariétale. Dans la partie inférieure de cette aire, au-dessous des circonvolutions ascendantes, apparaît un autre segment de la scissure de Sylvius, et, en outre, tout en arrière, une petite partie de la circonvolution
temporo-sphénoïdale supérieure apparaît au-dessus de la suture squammeuse (1) ;

2° L'*aire pariétale antéro-supérieure* comprend les deux tiers supérieurs des
deux circonvolutions ascendantes, puis, en avant, l'origine des circonvolutions frontales supérieure et moyenne (première et deuxième circonvolutions frontales) ; la première commence à 1 pouce et 2 ou 3 dixièmes, et la
seconde à 1 pouce environ en arrière de la suture coronale. Derrière la
circonvolution pariétale ascendante, on trouve en dedans une petite partie
du lobule pariétal, et en dehors une petite partie de la circonvolution de la
bosse pariétale ;

3° L'*aire pariétale postéro-inférieure* comprend la partie postérieure de la
circonvolution de la bosse pariétale, derrière elle le gyrus angulaire (pli

(1) Ces deux derniers rapports sont indiqués dans le texte publié en novembre 1873 ;
mais ils ne se retrouvent pas sur la figure, qui représente un individu dessiné plus tard
et qui a été publiée en mai 1874. On peut voir sur cette figure que la scissure de Sylvius et la circonvolution temporale supérieure ne se rencontrent pas au-dessous de la
suture squammeuse.

courbe), et plus bas l'extrémité postérieure des trois circonvolutions du lobe temporo-sphénoïdal ;

4° L'*aire pariétale postéro-supérieure* recouvre en haut et en dedans le lobule pariétal, plus en dehors le gyrus angulaire et une partie de la circonvolution de la bosse pariétale ;

5° Dans l'*aire occipitale* ou post-lambdoïdienne, qui est relativement petite, les trois circonvolutions du lobe occipital se succèdent de dedans en dehors :

6° L'*aire frontale inférieure* comprend principalement la circonvolution frontale inférieure (troisième frontale), et en outre, à son angle supérieur et postérieur, une petite partie de la circonvolution frontale moyenne :

7° L'*aire frontale moyenne* comprend la circonvolution frontale moyenne (deuxième frontale) :

8° L'*aire frontale supérieure* correspond exactement à la circonvolution frontale supérieure (première frontale) :

9° L'*aire squammeuse* et 10° l'*aire ali-sphénoïdale* recouvrent les deux tiers antérieurs des circonvolutions du lobe temporo-sphénoïdal.

Les lobes de l'hémisphère ne correspondent pas exactement aux os crâniens dont ils portent les noms. Le lobe frontal déborde l'os frontal et empiète considérablement sur l'os pariétal. Le lobe occipital déborde en outre l'os occipital, en empiétant un peu sur la partie postérieure de l'aire pariétale postéro-supérieure.

La circonvolution temporo-sphénoïdale supérieure, quoique recouverte par l'écaille du temporal, remonte un peu sur les deux aires pariétales inférieures.

La surface de l'os pariétal est donc entamée en avant, en arrière et en bas par les trois lobes qui entourent le lobe pariétal.

Le lobe central de l'insula, caché au fond de la scissure de Sylvius, est placé vis-à-vis la partie supérieure de la grande aile du sphénoïde et des sutures qui unissent celle-ci au pariétal et à l'écaille temporale.

L'auteur rappelle, en terminant ce premier travail, qu'il n'a pas tenu compte des variations qui peuvent être en rapport avec le sexe, la race et les particularités individuelles.

Dans un second travail publié en mai 1874, M. Turner expose le procédé qu'il a suivi dans ses recherches. Il connaissait le procédé des fiches, employé par M. Broca et par M. Bischoff. Ce procédé, dit-il, très-convenable lorsqu'on ne se propose que de déterminer les limites des lobes, demanderait beaucoup trop de temps et de travail si l'on voulait déterminer la position des circonvolutions en particulier. Il a donc procédé autrement. A l'aide d'une scie fine, il découpe successivement les contours des diverses aires, et, après l'ablation de chaque pièce il fait dessiner les circonvolutions correspondantes. Il donne ensuite une figure topographique qu'il a fait dessiner par M. C. Berjeau, d'après une préparation qu'il a faite pendant le courant de l'hiver. Cette figure, qui a été reproduite plus haut (page 67), est accompagnée de l'explication suivante :

R, scissure de Rolando, séparant le lobe pariétal du lobe frontal.

Po, scissure pariéto-occipitale (occipitale externe), séparant le lobe pariétal du lobe occipital.

SS, scissure de Sylvius, séparant le lobe temporo-sphénoïdal des lobes frontal et pariétal.

SF, MF, IF, les trois aires supérieure, moyenne et inférieure de la région frontale. Les lettres sont placées respectivement sur les trois circonvolutions frontales.

SAP, aire pariétale antéro-supérieure. La lettre S est placée sur la circonvolution pariétale ascendante; les lettres AP, sur la frontale ascendante.

IAP, aire pariétale antéro-inférieure. La lettre I est placée sur la circonvolution pariétale ascendante; les lettres AP, sur la frontale ascendante.

SPP. aire pariétale postéro-supérieure. Les lettres sont placées sur la circonvolution angulaire.

IPP, aire pariétale postéro-inférieure. Les lettres sont placées sur la circonvolution temporo sphénoïdale moyenne.

X, circonvolution de la bosse pariétale, ou sus-marginale.

O, aire occipitale. La lettre O est placée sur la circonvolution occipitale moyenne.

Sq, aire squammeuse. Les lettres sont placées sur la circonvolution temporo-sphénoïdale moyenne

AS. aire ali sphénoïdale. Les lettres sont placées sur la pointe de la circonvolution temporo-sphénoïdale supérieure.   P. B.

III

Note sur quelques points de la topographie cérébrale, par Ch. Féré. in *Bull. Soc. Anat.*
24 décembre 1875 (analyse faite par l'auteur lui-même).

Gratiolet, le premier, en 1857, eut l'idée de rechercher les rapports des sillons du cerveau avec les sutures du crâne. Il crut obtenir un résultat décisif en faisant des moules en plâtre de la cavité crânienne, où il espérait retrouver l'empreinte des sillons et des circonvolutions. Mais, préoccupé des résultats qu'il avait obtenus sur les primates inférieurs, il crut reconnaître sur ses moulages la trace du sillon de Rolando, parallèle et sous-jacente à la suture coronale.

Cependant il ne paraissait pas vraisemblable que toute la masse cérébrale située en avant du sillon de Rolando pût être contenue dans les loges frontales. Aussi, en 1861, M. Broca entreprit de nouvelles recherches à l'aide d'un procédé tout différent : il pratiqua des trous de vrille au niveau des points d'intersection des différentes sutures de la voûte, au niveau du bregma, du lambda et à l'extrémité externe de la suture coronale. Par ces trous. il introduisit des chevilles d'un diamètre égal, qu'il poussa jusque dans la substance cérébrale; après avoir enlevé la calotte crânienne, il put retrouver sur le cerveau les rapports des sillons avec les sutures du crâne. M. Broca reconnut sur onze sujets que le sillon de Rolando est de beaucoup postérieur à la suture coronale, et put déterminer sa position exacte; il rendit Gratiolet témoin de ses recherches et lui fit reconnaître son erreur (P. Broca, *Bull. Soc. d'anat.*, 2ᵉ série, t. VI, p. 340, 1861).

En 1873, M. F. Heftler a, sous l'inspiration du professeur Landzert, présenté à l'Académie médico-chirurgicale de Saint-Pétersbourg une thèse sur le même sujet. Cet anatomiste, qui a opéré sur dix sujets seulement pour chaque face crânienne, a employé un procédé nouveau qui consiste à mouler successivement la tête et le crâne dénudés, et enfin à projeter sur les dessins superposés de ces moulages la représentation des sillons du cerveau. Cette manière de faire, certainement ingénieuse, est difficile à mettre en pratique d'une façon rigoureuse. Cependant, en procédant avec soin, on peut obtenir des résultats assez exacts, puisque sur la plupart des points principaux M. Heftler tombe d'accord avec M. Broca, dont il semble n'avoir pas connu le travail. Cette thèse contient, en outre, beaucoup de détails intéressants.

M. Heftler ne parle pas des rapports des noyaux gris centraux avec la surface. Je désire appeler l'attention sur ce sujet; mais je reviendrai sur les points qui ont été étudiés par M. le professeur Broca, puis par M. Heftler.

Les résultats qui se présentent découlent de mensurations faites à la Salpêtrière dans le service de M. Charcot sur cinquante-quatre femmes, dont le plus grand nombre avait dépassé soixante ans, et à Bicêtre sur huit hommes du même âge.

Sans décrire la configuration extérieure du cerveau et la situation relative des parties qui le constituent, je noterai quelques points spéciaux.

Le sillon de Rolando, comme M. Broca l'avait montré, est loin de se rapprocher autant de l'extrémité antérieure du cerveau qu'on le croit généralement. Quand on examine l'encéphale hors du c.âne, la convexité des hémisphères tend à se redresser, surtout dans sa partie postérieure, tandis que cette région présente une courbure très-prononcée dans la cavité crânienne, et le sillon de Rolando paraît plus avancé qu'il ne l'est réellement. Pour déterminer sa situation exacte, il faut mesurer le cerveau en place, en maintenant la tête soulevée autant que possible et dans la situation qu'elle occupe dans la station; il est préférable de laisser la dure-mère intacte, et de ne l'inciser que juste assez pour découvrir le sillon, afin de conserver, autant que possible, la forme du cerveau; mais ce résultat ne pourrait être obtenu rigoureusement que sur des têtes congelées.

En procédant ainsi, on peut voir que sur des cerveaux de femme, dont la longueur totale est, en moyenne, de 16 centimètres (43 fois sur 54 entre 155 et 165 millimètres), l'extrémité interne ou postérieure du sillon de Rolando est située en moyenne à 11 centimètres et 1 millimètre en arrière de l'extrémité antérieure du cerveau (au moins 9,5, au plus 12,5, ces extrêmes sont tout à fait exceptionnels); elle se rapproche beaucoup plus de l'extrémité postérieure, dont elle est seulement à 4,9 centimètres, en moyenne.

L'extrémité externe ou antérieure du sillon est à environ 71 millimètres de l'extrémité antérieure du cerveau (au moins à 64 millimètres, au plus à 82). Elle s'éloigne de 8,9 centimètres de l'extrémité postérieure (au moins 7,2, au plus 10).

Ces distances varient souvent de quelques millimètres d'un côté à l'autre en dehors de tout état pathologique. Je n'ai pas remarqué que le sillon fût plus souvent avancé ou reculé à gauche qu'à droite.

Ces chiffres ne donnent pas la longueur des courbes, mais celle de leurs projections mesurées à l'aide d'un compas à glissière à longues branches mobiles, qui n'est qu'une modification de celui qui est employé en anthropologie.

En avant de l'extrémité inférieure du sillon de Rolando, on voit naître de la circonvolution pariétale ascendante antérieure la troisième circonvolution frontale ou circonvolution de Broca, qui présente successivement deux anses à convexité inférieure : l'anse postérieure est à cheval sur un pli oblique de bas en haut et d'avant en arrière, qu'on a appelé *branche antérieure* de la scissure de Sylvius ; l'anse antérieure forme un autre pli dirigé de bas en haut et d'arrière en avant. Ces deux plis ont été bien figurés par Ecker qui ne décrit que le postérieur. Ils sont plus ou moins réguliers, mais presque toujours facilement reconnaissables.

Si l'on pratique une coupe transversale du cerveau suivant un plan vertical passant entre les origines assez rapprochées de ces deux plis sur la scissure de Sylvius, à 4 centimètres environ de l'extrémité antérieure du cerveau, on entame légèrement la partie antérieure du noyau intra-ventriculaire du corps strié.

Une autre coupe parallèle à la première, et faite suivant un plan vertical passant par l'extrémité postérieure du sillon de Rolando, laisse en avant d'elle l'extrémité postérieure de la couche optique.

Toutes les parties grises centrales sont donc sensiblement comprises entre ces deux coupes, distantes d'environ 7 centimètres. Elles ne dépassent pas en haut un plan horizontal passant à 3 centimètres et 5 millimètres au-dessous de la convexité des hémisphères : car la face supérieure du corps calleux est en moyenne à 3 centimètres et 5 millimètres au-dessous de cette convexité, et il y a encore plusieurs millimètres d'épaisseur au point où il est le plus mince. Ces détails peuvent être utiles pour une localisation anatomo-pathologique exacte.

Nous pourrons aussi nous servir de certaines de ces données pour déterminer les rapports de quelques points du cerveau avec la surface extérieure du crâne.

Pour la recherche des rapports des sillons avec les sutures, j'ai employé le procédé des chevilles, qui appartient à M. Broca. Mais, avant de les déterminer, je noterai la situation de l'extrémité antérieure du cerveau. Cette extrémité est limitée en bas par la ligne *sus-orbitaire*, ligne horizontale que l'on obtient sur la surface du crâne en joignant les deux points les plus rapprochés des deux crêtes temporales, et qui correspond au *diamètre frontal minimum* des craniologistes. La ligne sus-orbitaire, ainsi que M. Broca l'a prouvé depuis longtemps, établit la séparation du crâne cérébral et du crâne facial. Un trait de scie horizontal, mené suivant cette ligne, passe entre les voûtes orbitaires et la face inférieure des lobules orbitaires du cerveau, et n'entame ces lobules que dans leur partie la plus interne, qui s'enfonce dans la fossette ethmoïdale, et qui représente chez l'homme le *bec de l'encéphale* des singes.

La scissure perpendiculaire externe, ou sillon occipital transverse, présente des rapports assez constants avec le sommet de l'écaille occipitale : trente-neuf fois sur soixante-deux elle lui correspond exactement ; vingt et une fois elle a été trouvée de 1 à 4 millimètres en avant, et seulement deux fois 2 ou 3 millimètres en arrière. Le coin et le lobule occipital se trouvent donc en arrière du lambda. La limite postérieure du cerveau est marquée par l'inion ou protubérance occipitale externe. En avant du lambda, on trouve le lobe quadrilatère.

Le sillon de Rolando est loin d'être parallèle et sous-jacent à la suture coronale, comme le croyait Gratiolet. Chez la femme, son extrémité postérieure est en moyenne à 45 millimètres en arrière du bregma; cette distance n'a jamais dépassé 57 millimètres. Cette moyenne est un peu plus élevée chez l'homme et arrive à 47 ou 48 millimètres (Broca, Féré).

Il est facile de déduire la situation du lobe paracentral ou ovalaire (Pozzi), qui est à cheval sur cette extrémité interne du sillon de Rolando.

Le sillon, beaucoup plus oblique que la suture coronale, tend à s'en rapprocher à son extrémité inférieure; mais il s'arrête au moins 1 centimètre plus haut que la suture, puisqu'il ne descend *jamais* jusqu'à la scissure de Sylvius, et que cette dernière répond dans sa moitié antérieure au bord supérieur de l'écaille du temporal; de sorte que la suture, plus oblique vers son extrémité, s'éloigne de nouveau du sillon, qui reste de 25 à 30 millimètres en arrière.

L'extrémité externe de la suture coronale correspond à l'intervalle des deux plis de la troisième circonvolution frontale (1).

Les extrémités du sillon de Rolando peuvent avancer ou reculer de 2 ou 3 millimètres de plus d'un côté que de l'autre à l'état normal. Mais ces variations s'exagèrent dans certains états pathologiques du cerveau, et on les voit surtout alors sur l'extrémité postérieure.

Chez une épileptique de dix-sept ans (service de M. Charcot) qui avait présenté des troubles moteurs du côté gauche datant de l'enfance, et à l'autopsie de laquelle on trouva une lésion ancienne du lobe frontal droit, le sillon de Rolando était avancé de 18 millimètres de ce côté.

Chez une femme de quarante-deux ans, qui avait subi à l'âge de cinq ans l'amputation du bras gauche, l'extrémité interne du sillon de Rolando était avancée à droite de 5 millimètres. Ce cas peut être rapproché de ceux auxquels M. Luys faisait récemment allusion à la Société de biologie, et dans lesquels il a trouvé une atrophie des circonvolutions à ce niveau.

Chez deux épileptiques idiotes, les deux sillons de Rolando n'étaient plus guère qu'à 3 centimètres en arrière du bregma.

Ces rapports du sillon de Rolando peuvent encore varier dans certains états particuliers du squelette. M. Broca a signalé dans un cas de déformation toulousaine du crâne un recul de 1 centimètre de l'extrémité postérieure du sillon (Note sur la déformation toulousaine du crâne, *Bull. Soc. d'anthrop.*, 1871).

Dans d'autres conditions, le sillon de Rolando peut être avancé. Un docteur en médecine, d'origine polonaise, présenta à l'âge de soixante-six ans les premiers signes de paralysie générale; il vient de mourir dans le service de M. Berthier, après deux ans de séjour; son crâne offre une

---

(1) Cette extrémité externe de la suture coronale est souvent difficile à déterminer sur un crâne frais, surtout si le sujet est âgé. Mais, en grattant le périoste sur le point où elle doit se trouver, on peut la reconnaître en frottant l'os avec un liquide colorant, de l'encre par exemple, qui pénètre dans les fissures.

suture médio-frontale encore très-apparente : le sillon de Rolando a été trouvé seulement à 38 millimètres en arrière du bregma, c'est-à-dire avancé de près de 1 centimètre, tandis que le lobe occipital, très-développé, refoulait la scissure occipitale à 8 millimètres en avant du lambda. Ce cas peut peut-être servir à démontrer l'influence du développement des diverses parties du cerveau sur l'ossification des sutures (1).

De ces rapports du sillon de Rolando, on peut déduire que la circonvolution pariétale antérieure et la partie postérieure des circonvolutions frontales se trouvent en arrière de la suture coronale. Toutes les parties situées entre le sillon de Rolando et la scissure perpendiculaire sont aussi recouvertes par le pariétal.

Je noterai encore une particularité : le plus ordinairement, l'excavation sphénoïdale qui loge la pointe du lobe moyen ne s'avance que de 3 ou 4 millimètres au-dessous du bord libre de la petite aile du sphénoïde ; très-rarement cette excavation n'existe pas du tout ; mais quelquefois elle s'avance comme une sorte de coin entre l'orbite et la fosse temporale et peut présenter jusqu'à 1 centimètre et même 15 millimètres de profondeur. Dans ce cas, un instrument qui pénètre dans la fosse temporale à 1 centimètre et même moins en arrière de l'apophyse orbitaire externe et perfore le squelette, touche la pointe du lobe sphénoïdal avant de pénétrer dans l'orbite.

Cette disposition est facile à rechercher ; sur 72 crânes examinés à ce point de vue, je l'ai rencontrée huit fois. Elle peut n'exister que d'un seul côté. Les lésions de cette région pourraient peut-être jeter quelque jour sur les fonctions d'une partie inexplorée du cerveau.

Étant connus les différents rapports des noyaux gris avec la surface du cerveau et ceux de quelques sillons avec les sutures du crâne, il est possible de les retrouver très-approximativement sur une tête recouverte de ses téguments.

On remarquera, en effet, que l'extrémité externe de la suture coronale est ordinairement située, à 1 ou 2 millimètres près, en dessus ou en dessous, sur un plan horizontal passant par l'arcade sourcilière, et à 15 ou 20 millimètres, en moyenne 18 millimètres, en arrière de l'apophyse orbitaire externe. Elle peut donc, à peu de chose près, être déterminée sur le vivant.

Or une cheville introduite en ce point, passant au-dessus de la petite aile du sphénoïde, pénètre dans le cerveau entre les deux plis de la troisième circonvolution frontale. C'est là que passe la coupe transverso-verticale qui entoure la tête du noyau caudé. A 25 ou 30 millimètres en arrière se trouve l'extrémité externe du sillon de Rolando.

Pour déterminer la position de l'extrémité postérieure du sillon de Rolando, située à 44 millimètres en arrière du bregma chez la femme et un peu plus loin chez l'homme, il suffit de reconnaître la situation du bregma. Or on sait que, lorsque le crâne repose sur le plan alvéolo-condylien, pas-

___

(1) Sur cent soixante-quinze autopsies faites à la Salpêtrière, je n'ai trouvé que huit sutures métopiques bien apparentes, sans doute à cause de l'âge avancé des sujets. Dans trois cas où j'ai recherché les rapports des sillons, je n'ai pas trouvé cette différence.

sant par le point alvéolaire ou médian le plus déclive du bord alvéolaire supérieur, et par la face inférieure des deux condyles de l'occipital, le bregma se trouve sur un plan vertical passant par le conduit auditif externe (plan auriculo-bregmatique ou vertico-transversal de Busk). J'ajouterai que ce plan passe environ 30 millimètres en arrière de l'extrémité externe de la suture coronale, et, par conséquent, au voisinage de l'extrémité antérieure du sillon de Rolando.

Étant connue la situation de l'extrémité postérieure du sillon de Rolando, un plan vertical, parallèle au plan auriculo-bregmatique, passant par ce point, donnera la limite postérieure de la couche optique ; et on remarquera que très-souvent ce plan passe par l'astérion ou point de réunion du pariétal, de l'occipital et du temporal, en arrière, par conséquent, de l'apophyse mastoïde, qui peut encore servir de point de repère.

La limite postérieure de l'insula de Reil, ou lobe central, correspond à peu près à celle de la couche optique ; car l'extrémité postérieure de la scissure de Sylvius ne dépasse en arrière celle du sillon de Rolando que de quelques millimètres, comme on peut s'en convaincre sur des coupes vertico-transversales des hémisphères.

Un plan horizontal passant à environ 45 millimètres au-dessous de la convexité de la tête donnera la limite supérieure des noyaux gris ; car nous avons vu que la profondeur de la scissure inter-hémisphérique est au moins de 315 millimètres, et avec Lélut et Parchappe on peut attribuer 10 millimètres d'épaisseur aux téguments et au crâne (Parchappe, *Recherches sur l'encéphale*, premier mémoire, p. 106 et 107).

On peut donc reconnaître très-approximativement sur le vivant les rapports du sillon de Rolando et des masses grises centrales.

Quant à la scissure perpendiculaire, qui correspond, dans la plupart des cas, au lambda, sa situation peut assez souvent être reconnue directement grâce à cette circonstance que, sur beaucoup de crânes, on trouve en ce point une saillie angulaire caractéristique. Je n'ai pas trouvé de point de repère pratique qui puisse suppléer à l'indication fournie par cette saillie, qui est loin d'être constante.

Je n'insisterai pas sur les conséquences pratiques de ces rapports. Je dirai seulement qu'ils peuvent fournir des indications utiles pour la localisation anatomique des lésions chirurgicales diverses du cerveau et aider ainsi à éclaircir le problème des localisations fonctionnelles. On pourra s'en servir aussi pour rechercher si, dans les cas de tumeurs intra-crâniennes, la céphalalgie correspond au siége de la lésion.

Au point de vue de la psychiàtrie, il serait peut-être intéressant de déterminer le point d'application du choc, dans les cas où des troubles mentaux succèdent, soit immédiatement, soit à distance, à des fractures du crâne (Ellis, trad. Archambault, 1840. Obs. 5, 6, 7) ou à d'autres traumatismes sans solution de continuité (Kraft-Ebing-Sclager, F. Skaï).

Ch. Féré.

IV

Sur un cas de lésion probable du pli courbe, dans *Comptes rendus de la Société de biologie*,
26 février 1876.

Le pli courbe de Gratiolet forme la partie postérieure et externe du lobe
pariétal. On sait que M. Ferrier, dans ses expériences sur les animaux, a
vu l'excitation électrique du pli courbe produire la contraction des
muscles des paupières et de l'œil.

Une observation recueillie par M. Féré à l'hospice de Bicêtre tend à con-
firmer jusqu'à un certain point cette opinion.

Il s'agit d'un homme de cinquante-huit ans observé à l'infirmerie de l'hospice, dans le service de M. Bouchard.

Cet homme, étant en état d'ivresse, fit au mois de mai 1871 une chute dans
un escalier. La partie postérieure de la tête heurta sur l'angle d'une
marche. Il en résulta une plaie profonde des téguments et une fracture
du crâne avec enfoncement. Sur le coup, le blessé perdit connaissance; il
ne revint à lui qu'au bout de dix à douze heures. Au réveil, il s'aperçut que
son œil gauche était le siége d'un mouvement convulsif intermittent; bientôt
il remarqua que ce mouvement convulsif s'étendait en outre à la com-
missure labiale du même côté. Au bout de six semaines, la plaie était
guérie, mais le tic persista.

Quelque temps après, cet homme fut atteint de rhumatisme articulaire
généralisé, et d'une douleur cervicale qui rendit les mouvements de rota-
tion du cou très-difficiles. Cette affection devint chronique, et au bout de
onze mois le malade fut admis comme infirme à l'hospice de Bicêtre. C'est
là que M. Féré a eu récemment l'occasion de l'observer.

Le tic facial a persisté depuis près de cinq ans sans changement notable.
Les mouvements convulsifs viennent par accès, qui durent de dix à trente
minutes, et qui sont séparés par des intervalles de calme d'une durée à peu
près égale. Ces intervalles sont plus longs lorsque le malade reste immo-
bile. Les accès ne sont accompagnés d'aucune douleur; ils sont constitués
par des contractions convulsives, involontaires, très-rapprochées et très-
courtes, comme des battements ; ces contractions occupent à la fois l'orbiculaire des paupières de l'œil gauche et le muscle grand zygomatique du
même côté ; elles s'accompagnent d'une certaine agitation du globe de
l'œil, mais ces mouvements de l'œil sont peu étendus ; il n'est pas certain
qu'ils soient produits par les muscles de l'œil ; ils peuvent dépendre seulement du spasme de l'orbiculaire. Le muscle grand zygomatique est, avec
l'orbiculaire, le seul muscle de la face qui prenne part à la convulsion.

Ce tic ayant paru en mai 1871, immédiatement après la fracture du
crâne, M. Féré a pensé qu'il était la conséquence d'une lésion cérébrale
produite par cette fracture.

En examinant la région sur laquelle le coup a porté, il y a trouvé une
dépression, irrégulièrement quadrilatère, longue et large d'environ 15 millimètres et profonde de 2 à 3 millimètres. Cet enfoncement est situé sur la
partie droite et postérieure du crâne, à la rencontre d'une ligne transver-

sale menée par le lambda (qui est très-apparent chez cet homme) et d'une ligne antéro-postérieure menée par la base de l'apophyse orbitaire externe ; il se trouve à environ 1 centimètre en avant d'une ligne verticale passant par le bord postérieur de l'apophyse mastoïde. En reportant ces lignes sur le schéma topographique du crâne, M. Féré a reconnu que l'enfoncement produit par le coup correspondait à la partie postérieure du pli courbe. Pour s'en assurer, il a fait, sur sept cadavres, une perforation dans le point désigné, et chaque fois la fiche a pénétré dans la partie postérieure du pli courbe. Un de ses collègues, M. Mayor, a répété cette expérience avec le même résultat.

Il est donc extrêmement probable que le tic facial a été produit par une lésion du pli courbe. Cette conclusion est presque aussi sûre que si elle était déduite directement d'une autopsie.

En rapprochant ce fait intéressant des recherches expérimentales de M. Ferrier, on comprendra toute l'étendue des services que la topographie crânio-cérébrale est appelée à rendre à la physiologie et à la médecine.

P. B.

V

Die topographischen Beziehungen zwischen Schädel und Gehirn im normalen Zustand, par Alexandre Ecker (*Les rapports topographiques entre le crâne et le cerveau à l'état normal*). C'est le chapitre IV, p. 16-18, d'un mémoire de l'auteur *Sur les déformations artificielles du crâne*. Brunswick, 1876, in-4°.

M. le professeur Ecker, chargé par la Faculté de médecine de Fribourg-en Brisgau de présenter un « gratulationsprogramm » à l'illustre professeur Louis Stromeyer, à l'occasion de son jubilé de doctorat, qui a été célébré le 6 avril 1876, a choisi, comme sujet de dissertation, « l'influence des déformations artificielles du crâne sur le volume, la forme et la situation du cerveau et de ses diverses parties. » Dans ce mémoire, adressé à un chirurgien qui a fait faire de grands progrès à l'*orthopédie*, M. Ecker a désigné les déformations artificielles du crâne sous le nom de *scoliopédie du crâne. Orthopédie* signifie *redressement des enfants*, et *scoliopédie*, d'après l'étymologie grecque, signifie *courbure des enfants*. Cette opposition de mots est un hommage délicat rendu aux travaux de M. Stromeyer ; c'est un contraste entre la chirurgie savante et bienfaisante qui rétablit les formes naturelles et la coutume barbare qui les altère d'une manière aussi nuisible que ridicule ; et à ce point de vue le titre du « gratulationsprogramm » de M. Ecker est heureusement choisi. Mais il est douteux que ce néologisme de circonstance paraisse utile aux anthropologistes, car, comme les mots usités jusqu'ici, il exprime seulement l'idée de déformation, et il faut de toute nécessité y joindre une épithète, afin que l'on puisse savoir s'il s'agit de déformations pathologiques ou de déformations artificielles.

Le mémoire de M. Ecker repose sur l'examen de six crânes déformés de l'Orégon et d'un crâne de l'Alaska, qu'il a étudiés et décrits avec sa précision et sa sagacité habituelles. Ces crânes étaient déformés suivant le type connu sous le nom anglais de *flatheads*, en francais *têtes plates*. L'auteur s'est naturellement demandé quelle influence ces graves déformations exerçaient sur le développement et le volume relatifs des divers lobes des hémisphères cérébraux; et, à défaut du cerveau lui-même, il a étudié la conformation générale de cet organe sur ce moule intra-crânien de l'un des crânes les plus déformés. Reportant alors sur le moule, suivant le procédé de Gratiolet, le dessin des sutures du crâne, il a pu reconnaitre approximativement la situation et les rapports des principales parties des hémisphères.

Il est bien malheureux que plusieurs cerveaux de *flatheads*, recueillis à Vancouver par le docteur Bessels, aient été perdus dans un naufrage. M. Ecker, à qui ces pièces précieuses étaient destinées, aurait pu ajouter à l'étude des déformations artificielles un chapitre important et entièrement nouveau; car l'observation que j'ai pu faire sur un cas de déformation toulousaine ne peut donner qu'une idée tout à fait insuffisante des effets produits sur le cerveau par les grandes déformations américaines.

Pour apprécier, sur son moule intra-crânien, le degré de changement des rapports des lobes cérébraux, M. Ecker s'est occupé d'abord de l'étude de ces rapports à l'état normal. Il a consacré à cette question, dans son mémoire, un chapitre dont je donne ici l'analyse.

L'auteur rappelle d'abord, dans un court historique, les travaux de ses devanciers, à l'exception toutefois de la thèse de M. Heftler, qui n'est pas encore parvenue à sa connaissance, et qui, avant le présent numéro de la *Revue d'anthropologie*, n'avait reçu aucune publicité en dehors de la Russie. M. Ecker mentionne donc seulement les recherches de M. Bischoff, les miennes et celles de M. Turner. Il en donne un résumé sommaire qu'il serait superflu de reproduire ici, puisque ces travaux ont été analysés plus haut (p. 7, 9 et 13); j'aurai toutefois une petite remarque à faire concernant les dates. M. Ecker attribue la priorité des recherches topographiques et l'invention du procédé des fiches à M. Bischoff, dans le mémoire daté de 1868, et il ajoute : « Broca a suivi un procédé semblable à celui de Bischoff, dont il n'a point d'ailleurs cité le travail. » A cela je réponds que le procédé des fiches et les premiers résultats qu'il m'a fournis ont été publiés dans mon *Mémoire sur le siége de la faculté du langage*, qui a paru en 1861, sept ans avant le mémoire de M. Bischoff.

Après avoir exposé le procédé de M. Turner, M. Ecker continue en ces termes :

« La méthode suivante donne, je pense, un contrôle plus sûr : j'ai scié une tête fraiche sur la ligne médiane, après avoir indiqué la position des sutures à l'aide de fiches introduites suivant le procédé de Bischoff-Broca (une tête congelée conviendrait encore mieux); alors j'ai extrait les deux moitiés du cerveau: je dessine au moyen du diopter (de Lucæ) les principaux sillons et circonvolutions avec les fiches, et, faisant reposer les deux hémisphères horizontalement sur leur plan de section, je les conserve dans une solution de chlorure de zinc et, plus tard, dans l'alcool. Prenant alors les deux moitiés du crâne, j'enlève la dure-mère, je dessine sur leur face interne, avec de la laque blanche, le trajet des sutures, et j'y coule du plâtre (probablement du plâtre coloré). Sur le moule intra-crânien ainsi obtenu, les sutures se dessinent en blanc, et lorsqu'on compare le moule avec le cerveau, les rapports de celui-ci avec la surface de celui-là se laissent apprécier avec toute l'exactitude désirable. Sur le crâne bien développé d'un jeune homme de ce pays, j'ai constaté ainsi que l'extrémité médiane du sillon cérébral (scissure de Rolando) était à 38 millimètres en arrière du point médian de la suture coronale, et que son extrémité externe était à 17 millimètres en arrière de la même suture. Celle-ci passait sur l'opercule, au niveau du commencement de la scissure de Sylvius. De là, pendant que cette scissure se portait en haut et en arrière, la suture écailleuse, s'en séparant à angle aigu, se dirigeait à peu près horizontalement en arrière en passant sur le lobe temporal, et en suivant, dans une petite étendue, le trajet du sillon temporal. La suture lambdoïde venait la rejoindre au niveau environ de la limite du lobe temporal et du lobe occipital, et remontait à peu près sur la scissure pariéto-occipitale (scissure occipitale externe). Le sommet de la suture lambdoïde se trouvait à 7 millimètres en arrière de l'extrémité médiane de cette scissure. »

La partie du mémoire de M. Ecker qui concerne la déformation des *flatheads* présente beaucoup d'intérêt, mais ce n'est pas ici le lieu d'en donner l'analyse.   P. Broca.

Paris. — Typographie A. Hennuyer. rue d'Arcet, 7.

9 782016 164389